検索して不安になったら読む本

患者が絶えない
カリスマ眼科医がやっている

失明しない習慣

平松 類

眼科専門医
二本松眼科病院副院長

JN012614

はじめに

みなさんこんにちは。眼科専門医の平松類です。

私は物心ついたころから、眼科医療が身近にある環境で育ちました。祖父が眼科医だったからです。祖父の仕事をいつも間近で見ていた私は、子ども心に眼科医をめざす決意をしました。

理由は、眼科は「見えづらい」ものを「見えやすくする」という治療結果がクリアにわかる医療であることに魅力を感じたこと。そして、見えるようになった患者さんと治療に当たった医師がともに喜び感動する姿を幾度となく見てきたからです。

私は、子どものころの夢をかなえ、眼科医となり、大学病院を経て、福島県の病院で、白内障手術の第一人者といわれる先生のもとで白内障手術の修業を積みました。そして、山形県の病院で地域医療にも携わりました。

修業時代に私が感じたことは、医者と患者さんとのコミュニケーションの難しさです。患者さんとの会話がうまくいかなければ、治療もうまくいきません。

今でこそ、「患者さんと話すのが唯一の気分転換」といえるほど、患者さんとの会話が楽しい私ですが、もともとは、コミュニケーション下手で、会話には非常に苦労しました。

なにしろ、目の病気は、白内障、緑内障、加齢黄斑変性など、病名からして漢字だらけで言葉がわかりにくい。医学的な知識のない患者さんにわかりやすく説明するのがかなり難しいのです。患

者さんも自分の症状や希望する治療を医者にうまく伝えられず歯がゆい思いをしていることがわかりました。つまり、医者と患者さんの間には、お互いのコミュニケーションを阻む深い溝があったのです。

患者さんとの意思の疎通がうまくいかないと、「あのとき、治療していれば手遅れにならなかったのに」とか、「やらなくていい手術をしてしまった」という、悲劇や後悔につながります。

それは、私が子どものころからめざしていた、医者と患者が一緒に喜び感動しあえる医療とは真逆のものです。

そこで、私はその溝を埋めるべく、治療に携わるかたわら、「発信する眼科医」として、目の病気の知識をわかりやすく伝える活動を始めました。テレビ、ラジオへの出演や、著書の執筆、講演などを通して、目にまつわる正しい知識を伝えることで、ひとりでも多くの人がよりよい治療を受けられる助けになればと考えたのです。

その後、昭和大学病院や眼科部長となった彩の国東大宮メディカルセンターなどで後輩の眼科医たちを育てる立場となりました。

そして2018年に現在の勤務先である二本松眼科病院(東京都江戸川区)に招かれ、緑内障治療で有名な当時副院長の植田俊彦医師とともに海外の最新医療を導入し、年間数千件の手術を行う、トップレベルの医療体制の構築の一翼を担いました。

二本松眼科病院は眼科という単一診療科にもかかわらず、39床の入院設備がある全国でも珍しい「目の専門病院」です。ですから、外来に来られる患者さんのほか、入院が必要な重症の患者さ

ん、緊急手術や先進医療を必要とする患者さんまで、幅広く受け入れています。

その中には、私が出演するテレビを見た方や、著書を読んで来られる方もいて、たいへんうれしく思っています。

書籍を読んで来られる患者さんは、目の病気について何も知らずに来た患者さんよりも、はるかに理解がよく、治療もスムーズに進みます。また、手術をした場合も、術後にやってほしいことや諸注意をしっかり守ってくれるので、回復も非常に順調です。

このような患者さんを診るたびに、私がやってきた啓蒙活動が少しずつ実っていることを実感しています。

一方で、近ごろは、インターネットでいろいろ調べてくる患者さんも増えました。もちろん、自分の症状や病気について、あらゆる情報を集めることはよいことです。

しかし、インターネットで発信されている情報は、さまざまな人がそれぞれの立場で書かれたもので、情報の信ぴょう性が疑わしいものもあります。もちろん、信頼のおける正しい情報もたくさんあるのですが、それを読む側に取捨選択できる知識がないと、有効活用はできません。

私の外来にも、「ネットで症状を検索したら、たいへんな病気のようです」とあわてて来られる患者さんもいらっしゃいます。実は、「目が痛い」などの症状で検索をかけると、無限にいろいろな病気が出てきてしまいます。不安になるのも無理はありません。

目の病気を調べるならば、「白内障」とか「緑内障」など、病名で検索しないと求めている情報は出てこないのです。

書籍などで目の病気の基礎知識がわかっていれば、検索して不安になることはありません。

　しかし、とかく医療関係の本は難しくて読みにくいものが多いのも事実です。

　そこで、私は、目の病気についてまったく知識がない人にも、わかりやすく楽しく読んでもらえる本をつくりたいと考えました。

　実は私も小学生のころからメガネが手放せない"メガネ男子"。私自身がふだんやっている、「目によい習慣」をベースに、目の不調や病気についてかんたんに読めるよう、医学的な専門用語をできるだけ使わず、わかりやすい言葉で解説しています。

　本来ならば、患者さんに医師や看護師がたっぷり時間をかけてわかりやすく説明できればいいのですが、現在の日本の医療体制では、残念ながら一人ひとりの患者さんに多くの時間をかけて話す時間がとれないのが現実です。私の外来にも、全国各地から飛行機や新幹線を使って、はるばるやってくる患者さんもいて、ありがたい反面、一人の患者さんに接する時間がたいへん限られてしまうことを心苦しく感じています。

　本書を読んで、ひとりでも多くの人が目の健康に対する知識を深め、失明への不安がなくなる習慣を身につけられることを心から願っております。

2020年5月　　二本松眼科病院　　平松　類

目次

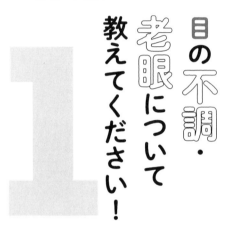

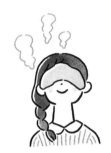

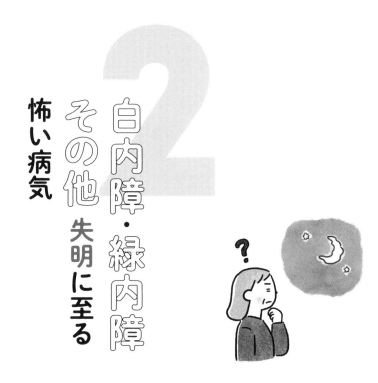

2 白内障・緑内障 その他 失明に至る 怖い病気

3

100歳まで見える目をキープする方法

登場人物紹介

平松先生

1日に診る患者の数は100人を超え、多い日は1日に20人もの手術を行うカリスマ眼科専門医。日本でも数少ない、緑内障の先端技術トラベクトームの指導医でもある。勤務先の眼科病院には、目の症状で困っている人が日本全国から押し寄せる。日々忙しく診療にあたりながら、目の病気の知識をわかりやすく伝えるため、テレビや新聞への出演、講演を行っている。

加藤

53歳のフリーライター。中学生のときから裸眼だと0.3。中学高校ではメガネ、大学のころからコンタクトを使っている。45歳ぐらいのころに、新聞や本、スマホなどの細かい字が見づらくなり、近くの文字が読みにくいなどの老眼の症状が出始めたため、老眼鏡を使い始めた。コンタクト歴30年のため、これからもこのままでいいのかと不安に感じている。夫との二人暮らし。

この本は、カリスマ眼科医である平松類医師と、
どんどん"見る"力が衰え始めた53歳女性との
会話形式で構成しています。

1

目の不調・老眼について教えてください!

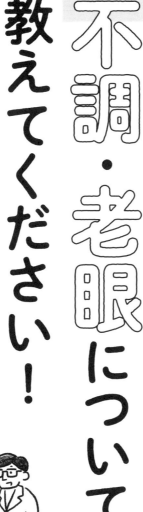
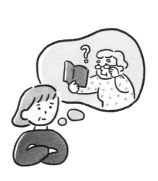
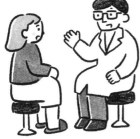

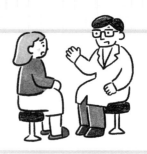

40代でのべ
10万人を診てきた!?
1日に100人以上も!?

今日はよろしくお願いします。私、先生のことをNHKの『あさイチ』やテレビ東京の『主治医が見つかる診療所』とか、いろいろなテレビ番組でお見かけして、どうしても診察してほしい! と思っていたんです。

それは、ありがとうございます。

私、長いこと近眼なのですが、なんだかこのごろ近くもよく見えなくなって、すごくイライラしています。買い物していても、スーパーの値札やラベルの賞味期限なんかが見にくくて。年のせいだからしょうがないと思っていたのですが、先生がテレビで「目をよくすることをあきらめてはいけない」とおっしゃっていたのを聞き、一念発起してやってきました。

おお。それはすばらしい。みなさん、目の不調が気になっていて、眼科に行かなければならないとわかっていても、「忙しい」とか「命に関わることではない」と、あとまわしにしがちです。私は、みなさんに、ご自分の大切な目にもっと向き合ってほしいという思いを込めて、テレビやラジオ、書籍などを通じて、目の不調や病気の知識をわかりやすく伝える活動に力を入れているんですよ。

それは、目に不安を持っている者にとって、ありがたいです。実は、私、眼科といわず、お医者さんにかかるのが苦手です。症状がうまく伝えられず、先生にも質問しにくくて、モヤモヤしたまま帰ってくること、よくあるんです。

 そういう方はたくさんいらっしゃいます。私は眼科専門医ですが、医療コミュニケーションの研究もしています。よりよい治療をするためには、患者さんが病気のことを正しく知ることが大切。それには、かんたんな言葉でわかりやすく患者さんと話すことが大事だと考えています。

 それを聞いて安心しました。今日は、私の目に関するあらゆる疑問を、率直に先生にお尋ねしたいと思います。

 いいですよ。どうぞ、なんでも聞いてください。

 夫から聞いたのですが、先生は目の手術でもかなり有名だとか。新聞で「緑内障（りょくないしょう）神業手術」と紹介されたり、「日本の名医50人」に選ばれていたりするんですよね。

 新聞で紹介されたのは、緑内障のトラベクトームという手術ですね。 当時は日本ではあまり行われていなかった新しい手術です。現在もこの手術ができる眼科医や施設は非常に限られています。そういった先進医療や新しい手術をいち早く日本で行ったので、たくさんのメディアに取り上げていただきました。

 ということは、先生の手術や治療を受けたいという患者さんが

たくさんいらっしゃいますよね？　これまでどれくらい患者さん
を診られたのですか？

 そうですね。のべ10万人を超えていると思います。

 じゅ、10万人も!?　先生の1日のスケジュールってどうなって
いるのですか？

 外来の患者さんを半日で60人、1日で100人以上診ています。
手術をするときは1日20人ぐらいやることがありますね。
北海道から沖縄まで、全国から患者さんがいらっしゃいますし、
私が地方の病院に行って診察することもあります。
緊急手術もあれば、土日も交代で患者さんの治療にあたってい
るという毎日ですね。

肩こり、腰痛、頭痛、不眠症も 目のせいなんですか？

 遠くからも先生を頼ってたくさんの患者さんが来られるのです
ね。いったいみなさんどういう病気や症状で？

 目の病気でいうと、白内障（はくないしょう）の人がいちばん多いですね。しかし、
はっきりと目の病気を自覚して来られる方は意外と少ないです
よ。たとえば、目が乾くという人もいますし、なんか疲れる、見
づらい、頭が痛いということで受診される人もいます。かなり

多彩な症状ですね。

目が乾くというのは、ドライアイのことですか？

そうですね。ただ**ドライアイはそうとうひどくならないと、自覚しないので「目が乾く」といってきた人は、すでに目が傷だらけになっていたりします。**

傷だらけ!?　そんなふうになる前に気づく方法ってないんですか？

「目をしっかり開けて12秒我慢できますか？」というのがかんたんなチェック方法です。我慢できずに瞬きをしてしまう人は、ドライアイである可能性が極めて高いですね。

私は、コンタクトレンズですでに乾いている実感があります。ということは、なんらかの治療が必要ですか？

ドライアイは目薬での治療がほとんどです。ただし、もっと大事なのはドライアイになりやすい環境を改善することです。

ドライアイって体質の問題じゃないんですか？

もともとの体質ももちろん関係しますが、それ以上に生活要因のほうが強いですよ。湿度が低い乾燥した部屋で過ごしているとか、スマホやテレビを長時間見ていて、瞬きが少ないとか。

瞬きあまりしていないかも……。意識していませんでした。

 それから、みなさん、夜寝ているときは、目を閉じているから瞳が潤っていると勘違いされていますね。目は完全に閉じ切っているわけではないので、けっこう乾燥しています。乾燥した状態で目を開けると、まぶたで黒目を削ってしまって傷だらけになっている人もいます。

 ひ〜〜〜っ。私、部屋に加湿器置くことにします。
ところで、先生、さっき、体が疲れるとか、頭が痛いという人も眼科に来るといっていましたね。なんか、目と関係がないような気もしますが……。

 いやいや。関係おおありですよ。

 でも、だるいとか、頭痛とかって、ふつう内科に行きません？

 内科や精神科など、別の診療科で異常なしといわれて、最後に眼科にたどりつく患者さんもいます。いろいろ調べてみたら、目に原因があったということはよくあります。

 そうなんですね。実は、私も最近、疲れやすいし、頭痛も増えました。更年期だからしょうがないと思っていたんですけど……。もしかして目のせいかもしれないってことですか？

 そうですね。たくさんの患者さんを診察していて気がついたのですが、**目の問題をかかえている人は、全身にさまざまな不調**

を感じている人が多いんですよ。

 だるさや頭痛以外にも？

 肩こり、腰痛、イライラ、うつ状態、睡眠障害などなど。

 え？　それが全部、目からくる不調なんですか？

 うーん。目と体の不調の因果関係に、すごく強い証拠、いわゆるエビデンスがあるかというと、それはあんまりないんですよ。これは眼科医としての経験論です。目の治療によって、今までずっと頭痛薬を飲んでいた人が薬いらずになったとか、不眠症だった人がよく眠れるようになったというようなことがたくさん出てきたんですよ。

 へぇ〜。

 あまりピンとこないかもしれませんが、これは、私自身の実体験でもあります。実は、医者の不養生といいますか、以前の私は、仕事に追われて、自分の目のケアをあまりしていませんでした。それで、ひどい頭痛や肩こり、腰痛などに悩まされていたんですよ。

 先生が!?

 はい。脳神経外科や内科でいろいろ検査もしましたが、異常は見当たりませんでした。そこで、眼科診療のかたわら国内外の

最新の研究結果などを勉強し、原因不明の体の不調の多くは、目に原因があるということに気づいたのです。

実際に、多くの患者さんを治療した結果、目の調子がよくなった患者さんは、それまで悩んでいた体の不調もよくなっています。私自身も、もう頭痛や肩こりで悩むことはなくなりました。

目の不調を改善すれば 体の不調も治る可能性があるの?

 じゃあ、私のだるさや頭痛も、目をよくすれば治りますか?

 その可能性はあります。最近、スーパーの値札や、賞味期限のラベルが見づらいといっていましたよね?

 はい。そうなんです。

 ちょっと見にくいけれど、見えそうというとき、目はすごくがんばってピントを合わせようとします。それで**ピントを合わせるときに働く「毛様体筋」という目の筋肉が疲れてしまう。目の筋肉疲労が頭痛や肩こりを引き起こしていると考えられます。**

 なるほど。思い当たるふしがあります! でも、腰痛とかはどうなんでしょう? さすがに、腰は関係ないですよね?

 そうともいえません。スマホやパソコンをじっと見ていて姿勢

が悪くなり、腰痛や全身の疲れが抜けないという人もたくさんいますよ。

ああ、納得です！　じゃあ先生、睡眠障害は？

時計がなかった時代は、体内時計で1日のサイクルをつくっていました。その定期的なリズムは太陽の光を浴びることでつくられます。目の病気や生活によって、光を体内に十分取り込めない人は、体内時計のリズムがうまくつくれなくなります。
夜は、メラトニンという睡眠ホルモンが分泌されるのですが、日中に光を浴びていないと、メラトニンがうまく分泌されず、時差ボケのようになって、眠れなくなるわけです。

じゃあ、夜遅くまで、スマホの画面を見続けたり、電気をつけっぱなしで寝たりするのもよくないですよね？

その通り。夜間に人工の光を浴び続けていると、体内時計のリズムが狂いますし、睡眠の質も下がります。白夜といって、太陽が沈まない夜がある北欧では、必ず夜に遮光カーテンをして寝ています。
健康な人でも、冬場は光が少ないのでうつ状態になりやすいんですよ。目の病気で昼間の光が足りないという人は、なんとなく世の中が暗くなったように見えます。そうすると、心まで暗くなってしまうのです。

そういえば私も、曇りの日が何日も続くと、気持ちがどんより沈みます。

実際に、心の病をかかえる人に、目に入る光をコントロールする高照度光療法という治療が行われることがあります。それくらい、光と心は密接な関わりがあるんです。

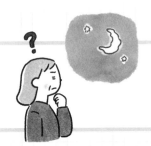

遠くが見える人も目がいいわけではない

 目の調子が悪いと、体の調子も悪くなってしまうんですね。私、ますます、目がよく見えるようになりたいという気持ちが強くなってきました。あ、そういえば、先生もメガネをしていらっしゃいますね。

 ええ。私は近視です。メガネを外すと、視力は0.04〜0.06ぐらいですね。小学校高学年のときから、メガネをかけていますよ。

 私も中学生のころからずっとコンタクトレンズやメガネにたよっています。だから視力のいい人にすごくあこがれます。

 いやいや、「視力がいい人」＝「目がいい人」ではありませんよ。みなさんは、「見える見えない」の基準が視力だと思っていますが、視力はその能力の一部にすぎません。

 え？　そうなんですか？

視力検査の視力は最大瞬間風速みたいなもの。そのとき、一瞬見えれば正解を答えられます。ところが、私たちは起きているときはずっと、目を使っていますよね。疲れるとだんだん見えなくなる人もいれば、全然疲れない人もいます。どれだけ自分の目を使いこなせているかというのは、視力とは関係ない。「よく見えないけれど視力は1.0」なんて人もたくさんいるのです。

 ということは、近視でも、快適に目を使いこなせれば「目がいい」ってことですか？

 そうです。私も視力は低いですが、目が疲れやすいとか、見えにくいということはありません。適切なケア、目にいい習慣を続けていれば近視でも快適に過ごせますよ。

 そうなんですね。私は「近視＝目が悪い」と思っていました。

 その考え方は間違いです。**近視の人もメガネなどで補正して、しっかり見えていれば、目が悪いとはいいません。** 近視というだけで、目が悪いといい出すと、たいへんなことになります。なぜなら、正確な統計はありませんが、世の中のだいたい半分の人が近視だからです。子どもの場合は、8〜9割が近視です。

 そんなに多いんですか!?

 近視や遠視の度合いは+-であらわしますが、近視が−1〜−10、遠視が+1〜+10といった感じです。その間の0が正視というのですが、そんな人はわずかです。もっというと、乱視が完全に

ない状態の人なんて日本や世界でも極めてまれです。

 え〜〜〜〜!!

 みんな何かしらある。でも、それが目の不調の原因になっているとは一概にはいえません。視力と目の不調はまた別の問題なのです。

視力が1.0なのに
失明寸前の人もいる!?

 なんか目からウロコです。目の不調はぜんぶ視力のせいだと思っていました。

 今日私が手術をした人も、視力が1.0近くあるのですが、緑内障で水平視野（左右に見える範囲）が、両目とも5度しかありませんでした。人間の水平視野はだいたい200度近くありますから、いかに狭いかがわかりますよね。このままほうっておくと1〜2か月で失明してもおかしくない状態でした。

 1.0見えているのに失明!?

 びっくりしますよね。しかも本人は、**視野が狭くなっていることになかなか気づかない。1.0の視力があるので、正常な範囲が見えているように感じている**ためです。見えていない部分に

は意識がいかないので、見えていないという感覚すらないのです。

【水平視野の違い】

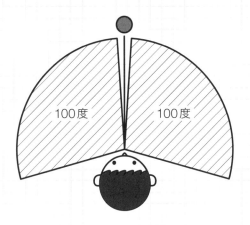

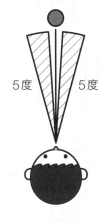

5度　5度

100度　100度

正常な人の水平視野
正常の場合は、左右水平に
200度近く見える。

**緑内障などで視野が狭く
なった人の水平視野**
視野の上下左右がバラバラと
欠けていき、末期になると5度
ほどになる場合もある。

視力がいいだけに、自覚症状がないんですね。怖いです。ない
ものねだりで、視力がいい人や、遠くがよく見える人がうらや
ましかったのですが、そういう人でも、目の問題がいろいろ出
てくることがあるんですね。

あります。遠くが見えて手もとが見えないという人は、いろん

な検査に引っかかりにくいので、近視の人よりもやっかいです。たとえば、20代の若い人や10代でも、手もとが見づらい人がいたりします。手もとの教科書が読めないだけなのに、学校では集中力のない子だとか、ADHDと勘違いされてしまう。大人でもそういう人はいますよ。

 手もとが見えないのは、視力検査で見逃されてしまうんですね。

 遠視は、遠くが見えると思われがちですが、遠くがよく見えるのは軽い遠視の人だけなんです。強めの遠視の人は、見えてはいるけれど、遠くも近くもピントが合わない状態。どこを見ても常にピント調節が必要なのでかなり疲れる。だから集中して仕事ができない、長時間本が読めない、ということになりやすいのです。

 あのー、アフリカの人で視力が4.0とかある人がいるっていいますよね。そういう人たちはどうなんですか？

 同じです。かわりにすごく手もとが見づらいですよ。遠くが見えれば見えるほど、手もとにピントを合わせるときにたくさん筋肉を使うんですよ。だから視力4.0の人が文字を読むのは超たいへん！ アフリカで遠くの動物などが見えなければならない生活環境にいる人は4.0見えるメリットがあるかもしれませんが、私たちが生活するうえで4.0見えるメリットは少ない。むしろ、デメリットのほうが大きい。

 ということは、私たちの視力は生活環境に合わせて設定されて

いるってことですね。

 そうです。よく、2.0見えるんだと自慢する人がいますが、私たちの日常生活で2.0見えるメリットは実はないんです。近くがよく見えて文字が読めたほうが、生活のうえで大切ですよね。

 そういうことなんですね。誤解していました。そもそも、私も、近視のうえに、手もとが見づらいというのが悩みですから、遠くが見えるようになっても悩みは解消しません。

 そうですね。遠くが見えることがいいことだという価値観を持っている人が多いですが、実は、そこはあまり不便ではないことが多いんですよ。

コンタクトレンズのチェックでは
目の病気は発見できない

 先生、じゃあ、自分の目がいいのか悪いのかって、どうしたらわかりますか？

 それは、定期的に眼科でチェックすることですね。

 それなら私は、定期的にコンタクトレンズのチェックで近所の眼科に行っています。そのとき、いつも何もいわれないので、目の病気はないってことですよね？

うーん。そうともいえません。**コンタクトレンズの定期検診を受けていたとしても、コンタクトによるトラブルの有無をチェックしているだけで、その他の目の病気までチェックするということはないですよ。**

……。そうなんですか。せっかくだから、全部診てくれればいいのに。

そこまでやったら過剰医療になりますから（笑）。風邪をひいて病院にかかった人に、がんの検査をしないのと同じです。

そういわれればそうですね。

目が乾くとか、なんとなく不調ということで眼科にかかったときでも、自分から具体的に検査を希望したほうがいいですよ。患者さんによっては、お金がかかるから余計な検査はしたくないという人もいます。だから、検査を最小限にするためにドライアイだけ診ましょう、ほかの検査はしないでおきましょうという医者もいます。だから、あなたがどこまで希望しているかは、きちんと伝えたほうがいいんです。

なるほど。お医者さんも気を使っているわけですね。

たとえ毎年、自治体や会社の健康診断を受けていたとしても、目の病気は見逃されやすいんです。なぜなら、健康診断の目の検査は、ほとんど視力検査のみしか行わない場合が多いのです。**「眼底カメラ」といって、目の奥の視神経などを調べる検査**

をやってもらうようにしてください。

 なんといえば詳しい検査をしてもらえますか？

 「白内障や緑内障がないか調べてください」といってください。
このフレーズを口にすれば、目の奥を調べる検査をしてもらえ
ますよ。

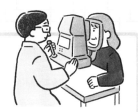

老眼で眼科にかかったら どんな検査をするんですか？

 よくわかりました。目の奥を調べないと、目の病気はわからな
いんですね。私みたいに、老眼かな？　と思ったら、メガネ屋
さんに行く前に、まず眼科で検査を受けたほうがいいんですね。

 はい。なぜなら、老眼なのか目の病気なのか、自分で区別がつ
く人はほとんどいません。たとえば、40代ぐらいの男性で、目
が見えにくいのは老眼のせいだろうと思ってほうっておいた人
がいました。ところが、あまりにも目が疲れるので、老眼鏡を
処方してもらおうと眼科に来てみたら、視野が半分以上欠けて
いることがわかったのです。しかも両目です。これは緑内障で
も末期の状態です。

 そこまで進行していても自分では気づかないなんて！　素人判
断で老眼だと決めつけてはダメですね。

みなさん、年で目が見えないのは当たり前だと思っているんですよ。でも、そんなことはない。100歳を超えようとふつうに見えている人 は見えています。「年だから見えなくなった」と感じる時点で、原因はある。

老眼かもしれないと思って眼科にかかったとき、どんな検査をするんですか?

まず視力を測ります。そして、眼圧といって目の固さを診ます。あの、空気がプシュッと出てくる検査ですね。また、視神経という目の神経や目の奥の状態を診て、緑内障やそのほかの病気をチェックします。さらに、黒目を診て、白内障をチェックします。これらの検査で問題がなければ、老眼でしょうということになりますね。

いろいろ検査しないと、老眼で見えないのか、目の病気で見えないのかわからないんですね。

目は2つですが、片方の目だけでも見えてしまうため、深刻な病気でも気づかずに過ごせてしまうことが多いのです。また、本当は見えていないのに、脳が補ってしまい、見えているような錯覚を起こしてしまいます。だから、片方の目が緑内障で失明しかけていたとか、糖尿病網膜症という病気で目の奥が血だらけになっていたとしても、まあまあ生活できてしまうのです。

眼科で受けるべき検査とは？

**目の病気を早めに見つけるには、定期的な眼科検診が大切です。
下記の表に眼科で受けてほしい必須の検査をご紹介します。**

40代50代は、目が老化し始める年齢。どんな病気がひそんでいるか
わかりません。「見えないのは老眼のせい」と決めつけず、40歳を超え
たら眼科で定期的に検査を受けましょう。

「私は毎年人間ドックを受けているから大丈夫」と思っている人も要注
意。眼科検診の項目は、オプションで選択しないと、視力検査のみしか
やらない場合があります。

とくに眼底検査(眼底カメラ)は、白内障や緑内障などの視力低下を招く
病気や失明に至る病気を早期に見つけるために必ず受けておきたいもの。
これらの検査は、一般の眼科クリニックでいつでも受診できます。

●主な検査項目

視力検査	遠視、近視、乱視の状態を検査し、レンズなしの裸眼視力と、レンズで矯正した矯正視力を測ります。
眼圧検査	空気を目に噴射して目の圧力を測ります。
視野検査	視野が欠けている部分を見つける検査。目を動かさないで見える範囲を測定する検査。光がランダムに現れ、見えたときにボタンを押します。
眼底検査 **(眼底カメラ)**	黒目から黒目の奥に光を当て、眼底(網膜、ぶどう膜、視神経乳頭、硝子体)を直接見たり、カメラで撮影したりします。緑内障、網膜色素変性症、黄斑変性、網膜剥離などの病気を見つけるための重要な検査。
細隙灯 **顕微鏡検査**	前眼部(角膜・隅角・前房)を断面図として診察し、角膜や隅角の形状を詳しく調べます。主に白内障の進行過程をチェックするものです。

そもそも老眼は何歳ぐらいから
始まるものですか？

 実は私、40代の半ばごろから近くが見えにくいなと感じていたのですが、老眼ということを認めたくないという気持ちもあって、放置していました……。

 老眼は、だいたい40代半ばぐらいからくるものです。ところが、みなさん、まだ自分は老眼になる年ではないと思っている。近くが見えにくいとか、本が読みにくくなって、疲れたり肩がこったりしているのに、それが老眼のせいだとは気づかない人がけっこう多いです。

 なんだ、みんなそのくらいで老眼になるんですね。私だけ老化が早いのかと……。

 シミとかシワとか、そんなのは環境によって違いますけど、老眼はみんな押しなべて同じような年代で始まります。体の中で目がいちばん老化を感じやすい部位なんですよ。
次の5つの項目のうち、ひとつでも当てはまる人は、老眼の症状が始まっている可能性がありますよ。

老眼CHECK！

☐ 手もとが見づらい

☐ 本や新聞の文字を読むと疲れる

☐ 夕方にものが見にくくなる

☐ 細かいものを見ているとイライラすることがある

☐ 肩こりや頭痛などの不調を感じる

 うわあ～私、かなり当てはまっています。

 昔は、50代、60代で亡くなる方が多かった。だから、40代後半で老眼になっても、それほど不自由を感じないうちに寿命がきていた。**でも、今は、人生100年時代。人生の半分を老眼と付き合っていくわけですから、きちんとしたメンテナンスが必要になってくるんですよ。**

そもそも老眼とはどういうものですか？

 先生、そもそもなんですが、「老眼」ってどういう目の状態をいうのですか？

 かんたんにいうと、老眼は、目のピントを合わせる能力が衰えた状態です。さきほど、ピントを合わせるときに「毛様体筋」という筋肉を使っているとお話ししましたね。

あ、はい。見えそうで見えないときに、ものすごくがんばっている目の筋肉のことですね!

 そうです。その毛様体筋は、水晶体という目のレンズとつながっています。水晶体というのは本来柔らかく、毛様体筋の力によって厚みが変わるしくみになっています。

【ピントを合わせるときの目】

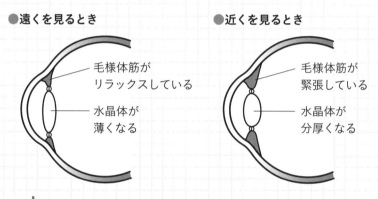

●遠くを見るとき

毛様体筋が
リラックスしている

水晶体が
薄くなる

●近くを見るとき

毛様体筋が
緊張している

水晶体が
分厚くなる

👆 老眼は、毛様体筋の力と、水晶体の柔軟性が失われた状態。

 遠くを見るときは毛様体筋を緩めて水晶体を薄くします。反対に、近くを見るときは、毛様体筋の力で水晶体を押して厚みを出し、ピントを合わせているのです。
ですから、ざっくりいうと、**老眼は、毛様体筋の力が落ちるとともに、水晶体が固くなった状態ということですね。**

 なるほど。それでピント調節が難しくなって、手もとが見にくくなるんですね。あれ?　この状態って、近視や遠視、乱視の見えにくさとはどう違うんですか?

わかりにくいですよね。では、「老眼」との違いを知るために、ここで「近視」「遠視」「乱視」というのがどういう状態か、いったん整理してみましょう。

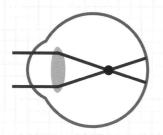

近視

手もとが見えて遠くが見えないことをいう。原因はいくつかあるが、いちばんは、目の球の直径が延びて水晶体と網膜の距離が長くなり、ピントが合わなくなること。メガネをかけると遠くも近くもしっかり見える。

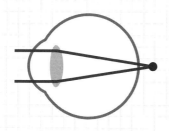

遠視

子どものころから「目がいい」「よく見える」といわれてきた人たちがこれに当たる。遠くも近くもよく見えるが、実際は、網膜のうしろでピントが合っているので、近くを見るときにより筋力を使い、目が疲れやすくなる。

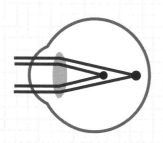

乱視

ピントが合う位置が縦横で異なるため、ものがゆがんで見えたりぼやっと見えたりする。人間はわずかなものも含めるとほとんどすべての人が乱視。軽度の場合は矯正する必要はない。

なるほど。老眼のように「毛様体筋」や「水晶体」の問題で見えにくくなるのではなく、目の中の「ピントの合う場所」によって、「近視」「遠視」「乱視」の違いがあるんですね。

そういうことです。だから「近視」でも「遠視」でも、毛様体筋の

力と水晶体の柔軟性が衰えれば、老眼になります。「乱視」については、老眼とはあまり関係ありません。

近視の人は老眼になりにくいって本当ですか?

 先生、私、遠視の人は老眼になりやすくて、近視の人は老眼になりにくいって聞いたことがあるんですけど。

 そう思っている人はたくさんいます。でも、それは、まったくの誤解! **遠視だから早く老眼になるとか、近視だから老眼になりにくいということはありません。**

 そうですか。でも、うちの夫は、子どものころからずっと「目がいい」といわれてきてたんですが、40歳ぐらいから手もとが見えにくくてイライラしやすくなったといっていました。

 それは、ご主人が遠視タイプであったために、たまたま早く老眼の症状に気づいたのかもしれませんね。実は、**遠視の老眼と近視の老眼では、症状が全然違います。** では「遠視老眼」と「近視老眼」についても、整理しておきましょう(→次ページ)。

 なんか、ややこしいですけどわかりました! 私はコンタクトレンズなので、本を読むときいちいち外しません。だから、近視だけれど近くが見えにくいという自覚症状があったんですね。

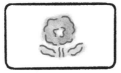 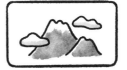

近くは見えない　　　　　遠くは見える

遠視老眼

遠視の人が老眼になると、遠くが見えて近くが見えにくくなる。手もと
が見えないため、本を遠くに離したりして、ピントを合わせようとする。
このような状態が一般的な老眼のイメージであるため、遠視の人は自覚
しやすい。

  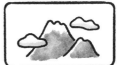

メガネをしている　　　近くは見えない　　　　　遠くは見える

  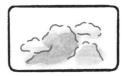

メガネをしていない　　　近くは見える　　　　　遠くは見えない

近視老眼

近視の人は、老眼でなければメガネをかけているときは遠くも近くも見
える。しかし老眼になると、メガネをかけていると手もとが見えにくく
なり、メガネを外すと手もとが見えるようになる。一般的な老眼のイメー
ジと異なるため、老眼に気づきにくい人もいる。

 そうですね。近視の人にとって老眼とは、メガネのかけ外しを
しないとすべての場所が見えない不便な状態ともいえますね。

一生老眼にならない人って
いるんですか？

 では、老眼になりやすい人ってどんな人ですか？

 老眼になりやすいかどうかは、普段の生活習慣、体質、目の使い方、食生活などいろいろなことの影響が考えられます。体の老化が強い人は、やはり目も老化しやすいですね。ほかにも光をすごく浴びる人、糖尿病などの生活習慣病がある人なども、老眼になりやすいといえます。

 逆に、一生老眼にならない人っているんですか？

 残念ながら、**一生老眼にならずにすむ人はいません。**

 やっぱり、老眼は老化現象ということですか？

 そうです。だから100％、みな老眼になります。しかし、**進行するスピードやレベルは人によって違います。** 老眼になっているけれども、生活にはさして不自由はないという人もいます。

 老眼でも、メガネなしで生活できるということですか？

 そうです。とくに手もとの細かい字を読む必要がないという環境にいる人は、老眼鏡がなくてもストレスなしに、生活できて

1

いたりします。

 私は、仕事でけっこう細かい字を見ますし、家事をやるにもやはり手もとは見えたほうが便利です。

 そうですね。老眼の不自由さというのは、その人のライフスタイルによって違います。都会に住んでいるのか、田舎でのんびりした環境の中で暮らしているのか、どんな仕事をしているのかなどによって、感じ方は変わってきますね。

 老眼が早く進んでしまう人もいますか？

 います。老眼が進む原因は、いくつかあります。たとえば、**老眼は同じ距離をじっと見つづける生活をしていると進みやすくなります。** とくに近くばかり見つづけていると、毛様体筋の機能が落ちてしまいます。仕事で毎日長時間パソコンを使うような職業の人は、適切なケアをしていないと、老眼が進みやすくなります。また、**ずっと外で紫外線などの光を多く浴びる環境にいる人も、水晶体の弾力が失われ、老眼が進みやすいですね。**

スマホ老眼は
老眼とどう違うんですか？

 あのー、最近よくスマホ老眼って聞くんですけど、スマホ老眼は、老化による老眼とは違うんですか？

スマホ老眼は、手もとのスマホの画面をじっと見ていることで、目のピント調節機能がおかしくなった状態です。 若い人でも、老眼のようにピントが合いづらくなり、疲労感や頭痛、肩こりなどのさまざまな不調が出てきます。

 若いころからそんな不調があったらしんどいですね。スマホ老眼は治るんですか？

 毛様体筋の力や水晶体の弾力が衰えていない人であれば、スマホを見るのをやめれば治ります。ただし、やめられる人はあまりいないんですよね（笑）。

 じゃあ、生活習慣を改めないと、若い人でもそのまま本当の老眼になってしまうことも？

 もちろんあります。

 中高年もスマホを見ていると、老眼が進みますよね？

 はい。老若男女問わず、スマホを長時間見ると、老眼が進むだけでなく、いろいろな不調の原因になります。スマホの画面を見つづけるというのは、人工の光をずっと見つづけているようなもの。光の刺激は自律神経に作用するので、とてもやっかいです。自律神経にはリラックスするとき働く副交感神経と、興奮するときに働く交感神経があります。本来、手もとのものを見るときは、副交感神経が働きリラックスするものです。ところが、**スマホ画面の光によって交感神経が刺激されるため、同**

時に興奮状態が起こり、自律神経の働きが乱れてしまうのです。

 自律神経が乱れると、どうなるんですか？

 寝つきが悪くなる、深い眠りに入れず寝ても疲れがとれないなど、睡眠の質が下がります。また、体温や血流の調整ができず、手足が冷えたり、胃腸の調子が悪くなったりすることもあるんですよ。さらに、精神的に不安定になり、イライラしたり気分がふさいだりすることもあります。

 目は大切なものだとわかっているつもりでしたが、日常生活ではとても雑に扱っていたかもしれません。私も目の老化につながることを、ついつい無意識にやっています。

 たぶん、50歳くらいで人生が終わる予定だと、雑に扱っていたとしても、どうにかいける感じだったと思います。実は、老眼というのは、人間だけではなく、ボノボやチンパンジーなどの類人猿もなるんですよ。でも類人猿は老眼になるころには、だいたい死んでしまいます。老眼になっても生きているのは人間ぐらいです。

 長生きになったせいで、老眼で不自由な思いをするようになったんですね。

 そもそも老眼鏡などの道具がないと手もとが見えなくなるという時点で、生物としておかしいと思いませんか？　私たちは**長く生きる分、規定している耐用年数より長く目を使わなければ**

ならなくなっているのです。だからこそ、適切なケアやメンテナンスが必要なんですよ。

老眼だと自覚したら、すべきことは何ですか？

 老眼になったらまずどんな対策をすればいいですか？

 そうですね。まず、できるだけ早めに老眼鏡をつくることをおすすめします。

 ちょっと、待ってください。まだあまり進んでいないうちから老眼鏡ですか？

 そうです。なぜなら**老眼鏡は「慣れ」が必要な道具だからです。** 老眼鏡はレンズのゆがみがきついので、頭がクラクラします。軽い老眼のうちから使っていただくのを、私はおすすめします。

 でも、逆に老眼鏡のせいで、老眼が早く進んでしまう気がします……。

 うーん。なぜか、みなさん、老眼鏡を使うと老眼が早く進むと思っているんですよね。
まだ軽い老眼のときから老眼鏡をかけ始めたほうが、目も楽になるし、進行とは関係ないのに。

えっ、そうなんですか？

老眼鏡デビューは早いほうがいい!?

 老眼鏡を使っても使わなくても、老眼は必ず進みます。

 老眼が軽いままストップすることはないんですか？

 ないですね。**老眼鏡の度数は+1〜+4ぐらいまでありますが、どんな人でも必ず+3〜+4程度のゴールまでいきます。** ただスピードは人によって違うので、ゆるやかに進む人もいれば、すごく早い人もいる。なかには、先ほどもいったように20代で、スマホ老眼ではなく本当の老眼になる人もいるんですよ。

 20代で老眼!?　でも先生、老眼鏡をしてもしなくても老眼が進むのに、なぜ早く老眼鏡を使ったほうがいいんですか？

 理由は、**見えにくいのをずっと我慢していると、疲れ、肩こり、頭痛など、さまざまな不調が出てくるからです。** 我慢している間、人生を楽しめなくなってしまうじゃないですか。

 たしかに……。老眼鏡を我慢してもメリットがないことがわかりました。でも、先生、やっぱり老眼鏡って、ちょっと年寄りくさくないですか？

大丈夫。今は技術が進んで、遠近両用レンズに境目がなくなり、デザインもおしゃれなものが増えています。ぱっと見ただけでは、近視用のメガネか、老眼用のメガネかわからないものもたくさんありますよ。

今すぐ自分の 老眼レベルを知りたい！

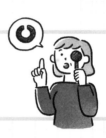

 先生、自分の老眼の度数ってどうしたらわかりますか？

 老眼には老眼用の「近見視力検査表」というものがあります。 それで測定できますよ。

 私、そんなのやったことないです。健康診断では、遠くの視力を測る検査しかやりませんよね？

 そうですね。近見視力検査は、手もとの視力を測るもので、健康診断ではやりません。
近見視力検査は、表を30cm目から離して、リングの欠けた部分がどこにあるかが見えるかをチェックします。30cmはだいたいA4サイズの長辺の長さぐらい。近視の人は、メガネやコンタクトをしたままでやってみてください。

 この表がいちばん下まではっきり見えていれば、老眼ではないということですか？

【老眼用　近見視力検査表】

0.1	◐	◑	C
0.2	◖	◗	◖
0.3	c	◖	◖
0.4	c	c	◡
0.5	c	c	◠
0.6	◡	◡	c
0.7	c	◡	◠
0.8	c	◡	◡
0.9	◡	◡	◠
1.0	c	◡	◠

そうです。上から下に順番に見ていってください。**右目だけ、左目だけ、そして両目でもチェックしましょう。どちらかでも、0.6以下になっていたら老眼の可能性が高いです。**

0.6ですね。うーん。見えません。やっぱり私、老眼鏡が必要なんですね。

自覚症状がなかった人も、近見検査表でチェックすると、近くがあまり見えていないということがわかりますよ。

100円ショップの老眼鏡では、ダメですか？

近くが見えにくくなっていることが改めて確認できました。この視力をカバーするために、老眼鏡が必要なんですね。

そうです。何度も繰り返しますが、老眼鏡をしないで、手もとを見ていると、目が疲れて、だるさや頭痛など、いろいろな体の不調が出てきてしまいます。老眼鏡は、そういう不調を防ぐもっとも有効な対策です。

老眼鏡って、よく100円ショップとかでも売っていますよね。夫は、最近やっとメガネ屋さんで老眼鏡をつくったようなのですが、以前は100円ショップのをときどき使っていました。

100円ショップの老眼鏡は一時的にかける分にはいいと思います。 たとえば、役所の窓口などにも置いてあることがありますよね。ただ、**長期間使うのにはおすすめしません。** 本当にちょっとの間、一瞬見るための道具と考えたほうがいいですよ。靴にたとえるとわかりやすいかな。どんな靴でも歩けないことはないですが、自分の足に合った靴を履いたほうが疲れにくいですよね。ツッカケを履いてゴミ捨てに行くだけならサイズが適当でもいいけど、ランニングするのにそんな靴では走れない。合わない靴を長く履けば、マメができたり、痛くなったりしますよね。老眼鏡も同じです。

自分にぴったりの 老眼鏡をつくるコツは？

すごくよくわかりました。やはり老眼鏡はオーダーメイドがいいのですね。

ポイントは2つあります。ひとつ目は、いきなりメガネ屋さんに行くのではなく、**眼科で老眼鏡の処方箋を出してもらうこと。**

はい。老眼鏡の処方箋ですね。メモメモ……。

そしてもうひとつは、眼科で老眼鏡の処方箋をもらうとき、**何を見たくて老眼鏡をつくるのかしっかり決めていくことです。**

何を見るか……？　どういうことですか？

 どこにピントを合わせたいかをきちんと眼科医に伝えないと、**「あなたはきっとこんな感じで本を読んでいるよね」という、眼科医の見立てで老眼鏡ができてしまう。** 実際は、そんな距離で本を読んでいないとか、本じゃなくて楽譜を見たいとか、細かい点までしっかり伝えないといけません。

 そうなんですね。老眼鏡は"あなたの視力は○○だから、度数はこれ！"という話ではないんですね。その人が見たいものに合わせてつくるものなのですね。なるほど。

 見るものとの距離を30cmで合わせる人もいれば、40cm、50cmで合わせる人もいます。中には20cmという人もいる。それによって、まったく度数は変わってきます。

 近視のメガネとは全然違いますね。

 近視の場合は、みなさん、遠くを見えるようにするというのが共通の目的です。せいぜいちょっと度数を弱くするとか、強くするということで調整します。老眼鏡の場合は、その人の生活に密着しているので、それぞれ合わせたい距離が違ってくるのです。

 見たいものを伝えずに老眼鏡をつくると、目が疲れてしまうんですね。

何も伝えないと、基本的に30cmぐらいにピントを合わせてつくられることが多いと思いますよ。そうすると、老眼鏡をつくったけれど、やっぱりよく見えないとか、使えないから捨てたとか、そういうことになりがちです。

具体的には、「私、電車の中で本を読みたいので、それ用の老眼鏡をつくりたい」とか。見たいものには、パソコンや楽譜など、自分が見たいターゲットをあげてください。それで、だいたいどのくらいの距離にピントを合わせたいかが伝わります。

 これって、老眼鏡デビューにはすごく大事な情報ですね。

 はい。老眼鏡はその人の生活に合わせてつくるものなので。「何が見たいか」が大事なんです。

老眼鏡2つ持ち、という選択もアリ！

 本もパソコンもどっちも見たいというときは、老眼鏡を2つつくらないとダメですか？

 そうですね。どちらもはっきり見たい場合はそうなります。ただし、多焦点レンズを選ぶと、距離の違う2か所にピントを合わせることもできます。

 多焦点レンズというのは、遠近両用レンズとは違うんですか？

遠近両用レンズも多焦点レンズのひとつです。**遠近タイプは、遠くから近くまでひと通り見えるレンズです。** もうひとつ中近タイプというレンズがあって、それは、比較的近い距離から手もとまでが見えます。**パソコンのモニターと手もとにピントを合わせるならば、中近タイプがおすすめですね。**

 なるほど。便利そうですね。

 車を運転する人は、遠くも見えたほうがいいので、遠近タイプがいいと思いますが、買い物でちょっと値札を見る、たまに本を読むというくらいならば、中近タイプが意外と使いやすいと思いますよ。

【遠近両用メガネのレンズの種類】

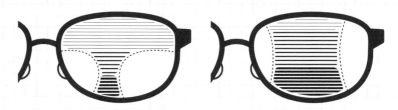

遠近タイプ
遠くが見えるレンズが広い範囲にあり、中間が見えるレンズが狭い。

中近タイプ
遠くが見えるレンズが狭く、中間〜近距離が見えるレンズが広い範囲にある。

遠方を見る場所　　**中間距離**を見る場所　　**近方**を見る場所

遠くはメガネなしで見える人でも
遠近両用メガネを使うべし！

 夫は車を運転するから遠近タイプがいいのかも。でも、視力がもともといいので遠くは自分の目で見えるんです。そういう場合は、遠近両用は使えませんよね？

 遠くはメガネなしで見える人でも、遠近タイプを使うのがおすすめです。

 それはどうしてですか？

 いちいちメガネのかけ外しをしなくてすむので、老眼鏡のわずらわしさが減ります。また、40代、50代ぐらいの人で、老眼鏡に抵抗がある人も、遠近両用にして、遠くを見る部分を素通しにしておけば、かけ外ししなくてすむので、周りの人に老眼だと気づかれることもないでしょう。

 なるほど。たしかにかけっぱなしでいたら、近眼のメガネと区別がつきませんね。

 遠近両用メガネというのは、レンズの下側が手もとに合わせてあって、上側で遠くを見るようにできています。慣れないと、遠近感がつかめず階段が怖くて降りられなくなることもあります。80歳ぐらいで急に遠近両用にした場合、階段を踏み外し

て転んでしまう人もけっこういるんですよ。

ちなみに、先生のメガネは近視用ですか？　遠近両用タイプですか？

近視のみです。

先生は、まだ老眼ではないんですね。

まだ、手もとが見えにくいということはあまりないです。ただ、これは仕事用のメガネで、家で本を読むときなどは、少し度数が弱いメガネにかけかえて、目が疲れないようにしています。

そうか。近視のメガネは遠くを見る用だから、度数が弱いメガネのほうが、より手もとが見やすくなるんですね。

そうです。だから、老眼ではないですが、老眼鏡を早く使い始めちゃっているようなものです。

そうなんですね。私は、すぐに道具にたよっちゃいけないみたいな気持ちでがんばっていました。

私たち眼科医は、まったく反対の考え方です。**道具を使いこなしたほうが視力も維持しやすいし、目を守ることにつながります。疲れにくいし、体調管理もできます。**見えなくて疲れるならば、早く老眼鏡をつくったほうがいいというのは、そういう理由があるからです。

いいメガネ屋さんの
見分け方を教えてください

なるほど。早めの老眼鏡が目の老化防止につながるんですね。で、実際、メガネをつくるとき、どんなメガネ屋さんに行けばいいですか？

メガネは一度買ったら終わり、ではないので、**きちんとメンテナンスをしてくれるメガネ屋さんを選んでください。**
よくないのは高い商品をすすめるお店ですよね。たとえばメガネを売ることがノルマになっていて、本来ならあまり必要のないプリズム（光を曲げるレンズ）をすすめてくるようなお店は、やめたほうがいいでしょう。

安さを強調しているお店もありますけど、それは？

うーん。安くてもよい店もありますから、値段だけでは判断できません。ただ、**やはりメガネをつくるときは、レンズにはお金をかけてほしいですね。** みなさん、フレームにお金をかける傾向がありますが、フレームは安くてもそんなに問題はありません。逆にレンズは、聞いたこともないメーカーはやめたほうがいい。値段というよりも、社名を聞いたことがあるメーカーなら、安くても大丈夫でしょう。

早く老眼鏡をつくると、何回かつくり変えることになりますが、

合わなくなったなと感じたらつくり変えればいいですか？

 合わなくなったという実感がなくても、2年に1回くらいは、メガネのチェックをしたほうがいいですよ。 老眼鏡だけでなくどんなメガネでも劣化します。もしも5年も同じ老眼鏡を使っているという人がいたら、その時点で、疲れや頭痛などがあってもおかしくないですね。

 メガネをつくり変えるときは、直接メガネ屋さんに行っていいですか？

 そういう方法もありますが、**ベストなのは、眼科で定期検診もかねてチェックすることですね。** ほかの病気がないかもきちんと調べられるので安心です。

近視用コンタクトレンズと 老眼鏡を併用してもいいですか？

 私は、近視のコンタクトレンズをしていますが、この上から老眼鏡をかけても問題ないですか？

 いいですよ。そういう人はけっこういます。

 そうなんですね。でも、私はやっぱりなるべくメガネはかけたくないんです。

それはどうして？

 長らくコンタクトレンズを使ってきたので、メガネをかけたり外したりするのが、すごく面倒で。

 なるほど。では、コンタクトレンズで老眼を矯正する方法をお話ししましょう。種類としては次の3つがあります。

❶ 遠近両用コンタクト

遠くも近くも見ることができるコンタクトレンズを両目に入れて使う。ただし、人間の目のようにピントが自在に合うわけではなく、慣れるまで時間がかかる。使いこなせればとても便利。

❷ モノビジョンコンタクト

片目ずつ度数の違うコンタクトレンズ。片方の目に遠くが見える度数、もう片方の目に近くが見える度数のレンズを入れる。片目ずつ見るとそれぞれ遠くまたは近くの一方しか見えないが、無意識のうちに両目で見たときに、遠くは遠くのほうが見える目で、近くは近くが見える目で見るようになる。

❸ やや弱めのコンタクトレンズ

近視だが、手もとのピント調節がまだ自分でできる人向けのコンタクトレンズ。度数を少し弱めにすることで、中間距離にピントを合わせることで、遠くも近くも、そこそこ見えるという状態をつくる。

これを見ると、❸のやや弱めのコンタクトレンズというのは、先生がメガネでやっていらっしゃるのと同じ方法ですね。

 そうですね。初期の老眼の人にすすめる方法です。度数が弱いため、遠くも近くもまあまあ見えるという感じになりますので、以前よりはっきり見えないと感じる人もいます。

遠近両用コンタクトレンズってどうやって見るんですか？

 私、コンタクトレンズ屋さんの店頭で、遠近両用コンタクトがあると聞いて気になっています。一度試してみたいですが。

 海外ではかなり普及していますが、日本ではまだ使っている人が少ないですね。
遠近両用コンタクトは、1枚のレンズの中に「遠く」と「近く」の2種類、または「遠く」「近く」「中間」の3種類の度数が設定されたレンズです。 どっちが使いやすいかは、その人によって違います。

 1枚に複数の度数が入っている……？ どうやって見るんですか？

 ハードコンタクトレンズの場合は、目の中でレンズがわずかに動くので、その動きを利用して遠いところ、近いところを見る

感じになります。ソフトコンタクトレンズの場合は、ほとんど動きませんので、度数が違うゾーンをいっぺんに見ています。遠くと近くのどちらにピントを合わせるかは、脳が認識してくれるしくみです。遠近両用コンタクトレンズの種類には、いくつかのタイプがあります。その一部を紹介しましょう。

❶ 交代視型
遠用部と近用部を、視線を変えて使い分ける。ハードコンタクトはほとんどがこのタイプ。

❷ 同時視型
遠くも近くも同時にピントが合う。脳が見たいものを判断して、ピントを合わせる。ソフトコンタクトはほとんどがこのタイプ。

❸ バイフォーカル
中央から、遠用と近用のレンズが交互に配置されている。中央のレンズが遠用か近用かは、レンズによって異なる。

❹ マルチフォーカル
レンズの中央から周辺に向かって、徐々に度数が変わる。中央のレンズが遠用か近用かは、レンズによって異なる。

 いろんな種類があるんですね。どれもけっこう難しそう。私にも使いこなせるかしら？

 いろいろな種類を試してみることをおすすめします。うまく使いこなせれば、「もう手放せない」というくらい便利なものですよ。

 なるほど。やってみないとわからないですね。

ところで、先日、新聞で眼内コンタクトレンズという手術があるという記事を読みました。ふつうのコンタクトのように取り外しのわずらわしさがなく、目の乾きもなくなると書いてありましたが……。

眼内コンタクトレンズは、近視・老眼を矯正するための新しい手術法です。レンズを目の中に入れる形式なので、合わなければ取り外せますし、度数の制限もありません。強い近視がある20代、30代の人にはメリットがあるかもしれません。
ただし、「白内障や緑内障になったり、不調を感じたりすることがある」「目の炎症を起こしやすい」「角膜内皮細胞という黒目の細胞が弱くなる」というデメリットもあるようです。保険がきかず、費用も70〜90万円と高額です。

老眼の眼内コンタクトレンズはありますか？

あるにはあるのですが、近視矯正のみのほうが一般的です。なぜなら、もし使ったとしても近視矯正のものより見え方が悪いことと、早いうちに白内障手術をすることになって、同じような多焦点の眼内レンズを入れるほうが、負担が少ないからです。

じゃあ、私はやっても意味ないですね。

新しい手術というのは、まだ受けている人も少数です。そうすると今後どんなトラブルが出てくるかわからないという不安もあります。 きちんと理解しないで手術を受けるのはとても危険ですよ。

コンタクトレンズが
向かない職業もある

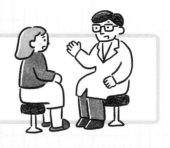

 ところで、先生は、コンタクトは使わないんですか？

 はい。基本的にメガネですね。

 それは昔からですか？

 そうですね。学生時代もごく一部のスポーツをするときなど、メガネが使えない限られた環境下でしか使いませんでした。

 なぜ、コンタクトレンズを使わないんですか？

 まず、花粉症やアレルギーがあるので、目が乾きやすい。そのため、コンタクトをすると目が疲れやすくなるからです。

 そうだったんですね。

 さらに眼科医になってからは、別の理由が出てきました。コンタクトレンズは感染症が起きやすく、目の状態が不安定になりがちです。それでは手術をするうえでとても困る。私たちは0.5mm単位でメスを使うわけですからね。それで、メガネにしています。

さすがお医者様ですね。目のコンディションはいつも万全じゃないと困りますものね。

 もうひとつ加えれば、医師は夜勤や当直があるんですよ。コンタクトをしたままでは寝られませんからね。

 なるほど。コンタクトレンズが向いていない職業というのもあるんですね。

 あります。今いったような、夜勤があるような職業は向いていませんね。規則正しい生活をしていれば、問題はないのですが、不規則な人にとっては、実はコンタクトレンズは、リスクがあるものなのです。

長期間のコンタクトレンズ使用は
目に悪いって本当ですか？

 私たち眼科医から見ると、コンタクトレンズをしたまま寝てしまうというのは、横断歩道を赤信号で渡ってもたまたま車が来なかったのでひかれなかったという状況に等しいですね。眼科はそれでトラブった患者さんたちが集まってくるところです。角膜にばい菌が入って黒目を削ることになったり、入院したりという人が、ある一定数いるのです。

 そんなひどいことに!?

 コンタクトレンズは、使い方を守ればまったく問題のないものです。青信号で渡れば安全なのに、みなさん、ついつい赤信号を渡ってしまっている。

 私も赤信号を渡っていたんですね……。私、コンタクト歴が30年以上になるんですけど、やはり長期間コンタクトを使い続けるって、目によくないんでしょうか？

 そうですね。理由はいくつかあって、**ひとつは、まぶたが垂れ下がってくる「眼けん下垂」になりやすい。** これは、コンタクトが当たってまぶたを上げる筋肉がダメージを受けて落ちてきてしまうのが原因です。**2つめはドライアイ。目が乾きやすくなります。3つめは、角膜内皮細胞といって目の黒目自体の細胞**

が減ってしまいます。

 黒目の細胞が減る!?

 はい。**黒目の細胞は赤ちゃんのときに4000くらいあるのですが、年齢とともに減っていきます。コンタクトはその減少を加速させてしまう。**そうすると、黒目が白くなって、同じ年齢の人より、10歳も20歳も年を取ったような目になってしまいます。これはほとんどの人に起きる現象です。

 えーーーーっ!!

 それ以外に起きる現象としては、目に傷がつくことや感染症ですね。傷がついたときにコンタクトレンズをのせると、ばい菌などがさらに入りやすくなります。感染症を起こすと、入院、点滴、黒目を削るなど、そういうレベルになってしまうこともあるんですよ。

 私は経験ないですが、コンタクトが目の中で割れるというのを聞いて不安になったことがあります。

 それはよくあります。そのときは痛いので、だいたい眼科に来てちゃんと取りますから大事には至らない場合が多いです。中途半端に「ちょっとゴロゴロする」とか、小さいダメージの蓄積で悪くなることのほうが多いかもしれません。

 小さな傷とかをほうっておくとどうなりますか?

白目の部分が黒目を治そうとして、白目の血管がどんどん黒目に張り出していって、充血しやすくなったり、黒目が小さくなったりするんです。 それを治そうとしても、10年かかってなったものは、すぐには治せません。

先生、やはり、コンタクトレンズはある程度の年齢になったら卒業したほうがいいのでしょうか？

いやいや。そんなことはないですよ。正しく使っていれば怖いトラブルはそうそう起きません。トラブルの原因はコンタクトにあるのではなく、取り扱い方がほとんどですから。

では、トラブルを起こさないためにはどうすればいいですか？

使用時間を見直すこと。レンズのパッケージに、1日〇時間まで、と書いてあるのはご存じですか？　それを守り、家に帰ったら早めに外す。あるいは、メガネの時間を多くする。寝るギリギリまでコンタクトを外さないなんて、論外ですよ。

老眼はレーシックで治せますか？

 コンタクトレンズは、私が思っていた以上にリスクがあるんですね。先生、私、老眼を治せる手術があるって聞いたことがあるんですが。いっそのこと、手術をしてメガネもコンタクトも使わなくて済むようにできますか？

 白内障手術のときに、同時に遠近両用の人工レンズを入れてしまうというケースが一般的ですね。

 私のような、白内障になっていない人が老眼だけの手術をすることは？　以前、雑誌で老眼もレーシックで治るっていうのを見たのですが。

 うーん。不可能ではありませんが、私は老眼のレーシックは基本的にはおすすめしません。

 それはどうしてですか？

 老眼に限らず、**レーシックというのは、かんたんにいうと黒目を削る手術です。** それによって老眼の視力がよくなるので、その場では満足するかもしれません。しかし、**一方で感染症やドライアイになるリスクが高まります。** また、緑内障などの病気が出てきたときに、**眼圧を測るのが難しくなるのです。**

眼けん下垂ってどんな病気？

だんだんまぶたが開きにくくなってきたという人は要注意！
「眼けん下垂」という病気かもしれません。

眼けん下垂とは、上のまぶたが下がってきて開きにくくなる病気です。原因はさまざまありますが、多くは老化によるまぶたの筋力の低下によるもの。進行してくると、おでこにシワができ、年齢よりもずっと老けて見られる人もいます。シワができる原因は、まぶたの筋力低下を補うために、おでこの筋肉を使って目を開こうとするためです。

老け顔になってしまうのもイヤですが、さらに問題なのは視野が狭くなり、生活面に支障が出てくることです。眼けん下垂は、目そのものの病気ではないので、視力にもそれほど影響はありません。本人は見えているつもりで、生活をしています。ところが、実際はまぶたが下がっているので、視野の角度が浅くなり、上のほうが見えていません。すると、片付けや掃除がしづらくなり、家の中が汚れてきます。また、遠くの信号は見えますが、近くの信号は見えづらいので赤信号を見落とし、大事故を起こしてしまう人もいます。

高齢者のこのような状況は、認知症と間違われやすいのですが、たんに眼けん下垂で、"見えていないだけ"ということも多いのです。

眼けん下垂がひどい場合は、手術などの治療が必要になる場合があります。目が眠そうに見える、ものが見えにくい、肩こり、頭痛、疲れやすいといった症状があるときは、眼けん下垂が始まっているかもしれません。見過ごさずに眼科医に相談しましょう。

なぜ、眼圧が測れなくなるのですか?

 眼圧というのは、目の固さのことです。レーシックによって黒目、つまり角膜が薄くなってしまうため、眼圧が正確に測れなくなってしまうのです。そうすると、緑内障の発見や治療が遅れる恐れがあります。

 レーシックをした人が、将来目の病気になるとたいへんなことになるんですね。

 そうです。ですから、レーシックというのは誰でもやるものではありません。やってもいいのはごく限られた人です。

 限られた人……、とはどんな人ですか?

 デメリットに勝るメリットがある人です。たとえば、さまざまな理由でメガネやコンタクトを使うことが困難な人ですね。スポーツ選手だとか、パイロットといった職業の人は、ある程度の視力を確保するためにレーシックを行うことがあります。

 レーシックは、もともと目に病気がない健康な人が視力を上げる目的で行うものなのですね。

 そうですね。ただ、そのとき目の病気がなかったとしても、将来どうなるかわかりません。**やらなくていい手術をして、何か起きたら、それこそ取り返しがつきませんよ。**

自然や緑を見ると目がよくなりますか？

 私、かなり安易に考えていました。先生のお話を聞いてよかったです。やはり、老眼の対策は老眼鏡がベストということですね。

 そうですね。老眼鏡をかけることに抵抗のない人は、早めにつくることをおすすめします。できるだけかけたくないという人は、遠近両用のコンタクトレンズを試してみるとよいと思います。

 先生、メガネなどの対策を取ったうえで、できるだけ自分の目を老化させない方法が知りたいです。あわよくば、今より少しでも、目が若返る方法ってないですか？

 ありますよ。やはり、**ふだんの生活から目に優しい環境、生活習慣、目の使い方に気を配ること**ですね。

 あ、それは、ドライアイの予防に、部屋に加湿器を置く、みたいなことですか？

 そうですね。私たちは、ふだんあまりにも目を酷使しています。現代人の生活は視覚を使いすぎているんですよ。
目は心臓や肺などと同じ大切な臓器のひとつです。しかし、ほかの臓器は皮膚や骨に守られていますが、目はむきだしのままなんです。だから、目に悪いことをすれば、それがダイレクト

にダメージになってしまいます。

 私たちが、ふだん気づかずにやっている目に悪いことってどんなことですか?

 まず、ひとつは目の使い方です。老眼の原因のひとつとしてもお話ししましたが、同じところを長時間見つづける行為は、視力低下や眼精疲労を引き起こします。

 やっぱり、自然の風景や緑を見るといいのでしょうか?

 それは関係ありません。

 そうなんですか? 遠くの山とか空とかを見るのが目にいいのかと思っていました。

 たしかに、近くを見るよりは、遠くを見たほうが目の筋肉を休めることにはなります。しかし、遠くのものなら工場でもビルでも同じなんですよ。さらに、遠くだからいいというわけではなく、むしろ同じところを固定して見るのはNG。理想的なのは、**1か所を長時間見つづけず、近くも遠くもいろいろ見る行為です。**

 私は勤め先でパソコンを使っています。そういう場合は、ときどきパソコンから目を離したほうがいいですね。

 そう。60分くらいしたら、1回外して、2m以上遠くにピントを合わせるとか、意識的に瞬きをしてみるのもいいでしょう。そ

れはパソコンだけでなくテレビもしかり。同じところを見つづけないようにしてください。

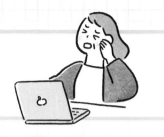

本当は怖い、目を「こする」「かく」

 目にも適度に休憩が必要なんですね。
ところで、私たちがふだん何気なくやっていることで、目にダメージを与えていることってありますか？

 わりとみなさん無意識にやっているのが、**目をこするという行為ですね。実は、目を殴るのと同じくらいのダメージを与えています。**こすると目に小さな傷がたくさんつきますから、白目が充血したりまぶたが腫れたりします。

 そういえば、よく、子どものころ目をこすって結膜炎になり、目が真っ赤になった覚えが……。

 目に手がいく仕草は、本当に気をつけたほうがいいですよ。新型コロナウイルスが世界的に感染を広げていますが、これも目に手が行くと感染する可能性が高くなるといわれています。それ以外にも結膜炎を起こす一般的な原因にもウイルスがあります。アデノウイルスというもので、つり革やドアノブなどそこらじゅうにいます。しかも、その場で2週間程度生き続けるといわれています。そこを触った**手で目をかいたり、こすったり**

すると、結膜炎になるわけです。アデノウイルスは感染力が強いので、周囲の人にうつると、たちまち広がって学級閉鎖になったり、病院閉鎖になったりすることがあります。会社員なら会社を2週間休むことになるでしょう。

目をこすると、眼球に傷がつくだけでなく、感染症リスクも高まるんですね。

よく「流行り目」といいますが、インフルエンザ以上の強い感染力なんですよ。予防には、いつも手を清潔にするのはもちろんのこと、目をこすったりかいたりしないことが大切です。

ブルーライトって目に悪いんですよね？

目をこすると、予想以上にダメージがあるんですね。先生、私、目のダメージでぱっと浮かぶのが「ブルーライト」なんですが、やはり、ブルーライトはしっかりカットしたほうがいいですよね？

それも誤解が多いのですが、ブルーライトは全部カットすればいいわけじゃないですよ。前に光が体のリズムをつくるというお話をしましたが、**朝起きてから夕方ぐらいまでは、ブルーライトを浴びても問題ありません。**ただし、夕方以降ブルーライトを浴びると夜眠れなくなってしまう。だから、**夜間はブルー**

ライトを浴びないようにしましょうというのが正解です。

 そうなんですね。ブルーライトカットのメガネがよく売られているので、目に悪い光だと思っていました。

 目に悪い光は、紫外線です。 皮膚は紫外線を浴びると赤くなったり黒くなったりして日焼けしたことがわかります。だから、日焼け止めクリームを塗るなどUVケアをする人が多いですよね。しかし、目は紫外線を浴びても色が変わるわけではないので、紫外線対策をきちんとしている人はあまりいないようです。

 目が紫外線を浴びるとどんなダメージがあるんですか？

 紫外線は目のレンズである水晶体に吸収され、水晶体にダメージがどんどん蓄積されていきます。すると、水晶体が白くにごり、白内障になってしまいます。 紫外線を目に入れないようにするには、当たり前のようですが、サングラスをするのが効果的。サングラスの色は何色でもOKですが、色が濃すぎると逆に目が光を取り入れようとがんばってしまうので、**ほとんど色が付いていないもののほうがいいでしょう。** 選ぶときは、紫外線透過率1.0％以下のものが望ましいです。サングラスをしたくない人は、つばの広い帽子をかぶってもいいです。

 両方やってみてもいいですか？　サングラスにつば広帽子なんて女優さんみたいじゃないですか。

 もちろん。どちらも有効な手段なので、重ねるとさらに効果的

ですよ。紫外線の量は、7〜8月がもっとも多いといわれますが、冬場や曇りの日も油断できません。シミやシワのケアのように、目の紫外線対策も忘れないことが大事です。

花粉症は早割感覚で
フライング受診がおすすめ

 ところで、私は花粉症なのですが、毎年悩むのが目のかゆみです。目にダメージを与えない花粉症対策を教えてください。

 私も、花粉症やアレルギーがあるので、その気持ちよくわかります。いつもは、どのような対策をしていますか?

 だいたい目にかゆみが出ると、眼科に行って目薬をもらっています。でも、差してもあまり効かないんですよね。こすってはいけないので我慢するのですが、イライラします。

 花粉症は、症状が出る前に治療したほうがいいんですよ。かゆくなる前から目薬を差していると、花粉症シーズンになっても、あまり目がかゆくならないんです。 これ、私も実践しています。

 症状が出る前……ですか?

 この時期に症状が出るなーって、だいたい自分でわかりますよね? そのちょっと前に眼科に行き、目薬をもらって治療を始

めるんです。眼科もすいているし、一石二鳥です。割引はない
ですけど、飛行機の早割みたいなおトクさですね。

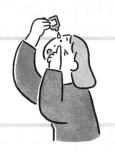

目薬は1滴以上差しても メリットなし

 あと、目薬を差すタイミングも、いまいち正解がわからなくて。
ネットで検索したら、「かゆくて2時間おきに差していたら、眼
圧が上がりすぎて眼科で失明寸前といわれた」という書き込み
を見つけて、とても怖くなりました。

 それは、おそらくステロイドという成分が入った目薬でしょう。
たいへん強い薬なので、絶対に処方で決まった回数以上差して
はダメです。よく、**多く差せば効くと思って、一度に2滴、3
滴差す人がいますが、多く差したからといってよく効くわけ
ではありません。**むしろ、副作用が心配になります。

 そうなんですね。たくさん差したほうが効き目がよくなるとい
うイメージがありました。

 先ほどのステロイドの目薬は、1回に2滴も3滴も差していたり、
きちんと眼科でチェックしていなかったりすると、副作用で眼
圧が上がり、緑内障や白内障になってしまうこともあるんです
よ。

目薬って飲み薬と違い、量や回数についてかなり気楽に考えていました。市販の目薬も同じですか？

市販の目薬も箱などに用法・用量が必ず書いてあるので、使う前にチェックしてみてください。病院で出される目薬よりも効き目が弱いだろうと勝手に判断してはいけません。**防腐剤などが入っている目薬は、使いすぎると目を傷つけることがあります。**

規則正しく差さなければいけないとわかってはいても、やっぱり差し忘れてしまいそうですが……。

そうですね。**1日3回、朝、昼、晩に差すというような処方をもらったときは、目薬も食事のタイミングに差すことをおすすめします。**飲み薬のように「毎食後」に差すと決めてしまうのです。もちろん、目薬は食事とまったく関係ありませんが、何か行動のあとにしたほうが忘れにくくなりますよ。

わかりました。目薬は用法・用量を守らないと、期待する効果が発揮されないということですね。

そうです。とくに、**白内障や緑内障などの病気は、決められた処方を守らないと効果がなくなってしまうので注意してください。**

本当は怖い、目のマッサージ

 やってはいけないことを、けっこうやっていた気がしますね。実は自己流でやっていることがあるのですが、それが果たして目にいいことなのかどうか、怖くなってきました。

 一体、どんなことを……?(笑)

 はい。目のマッサージというか、疲れたときにまぶたの上から軽く目を押しています。

 ああ、それはダメですね。**目そのものをマッサージしてはいけません。** 目の周りの骨くらいなら押しても問題ありませんが、**目を押して眼球に圧力がかかると、網膜剥離といって、目の内側の網膜がはがれてしまったり、白内障が進んだりする危険性があります。**

 気持ちよかったのでつい……。

 それは、眼球を圧迫すると少し脈が遅くなるので、落ち着くような気がするのでしょう。やりすぎると脈が落ちすぎて、一時的に心臓や脳に血流が不足してしまうことがあるのでたいへん危険です。気分が悪くなって倒れることもありますよ。

疲れがとれて、
目が若返る方法がある!?

 そんなたいへんなことになるとは知りませんでした。もう絶対
押しません。

 目の疲れをとりたいときは、目を温めるといいですよ。
昔から行われている方法ですが、いつでもどこでも手軽にでき
るのでおすすめです。

 なぜ、温めると疲れがとれるのですか?

 目の周りというのは、血流が悪くなりやすい場所です。温める
ことによって、血流がよくなり目の老廃物が流れやすくなるた
め、眼精疲労がとれるという報告があります。私も、疲れたと
きによくやっています。

 どうやって温めればいいですか?　ドラッグストアなどで売っ
ているホットアイマスクなどを使えばいいでしょうか?

 それでもいいです。もっとかんたんでお金をかけずにできる方
法を2つ紹介しましょう。
ひとつは、タオルを使って温める方法(ホットアイ)。もうひと
つは、道具なしで手を使う温め方(パームアイ)です。

■ ホットアイ ～タオルを使って温める方法～

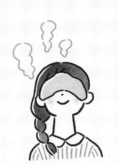

❶ タオルを軽く水で濡らして絞る

❷ ①のタオルを電子レンジに入れ
600ワットで40秒温める

❸ 目を閉じてまぶたの上に温まった
タオルをのせ、冷えてきたら外す

☛ やけどをしない程度に注意しましょう。

■ パームアイ ～道具なしで目を温める方法～

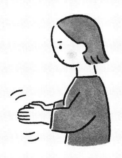 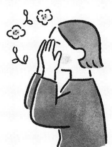

❶ 両手のひらを10回ぐらいこすり合わせて温める

❷ 手のひらをカップ状にして閉じた目を覆うようにかぶせる

❸ 手が温かい間30秒～60秒ほどその状態をキープする

 へえ〜目を温めただけで、リラックスできるんですね。先生、
これは1日どれくらいやるのが目安ですか？

できれば朝晩やっていただくと効果的です。 時間がない人も1日1回はやってほしいですね。続けると、**目の疲れだけでなく、ドライアイの改善にもつながります。**

目を温めると目の乾きも改善するのですか？

そうです。目が乾くのは水分が足りないからだと思いがちですが、涙の成分には水だけでなく油も含まれています。目の油は、まぶたのマイボーム腺というところから分泌され、水の上に薄い膜を張ることで目の潤いを保つ働きをしています。

まぶたが冷えていると、油は固まってしまい、膜を張ることができません。それで目の水分が蒸発してしまうのです。

なるほど。ホットアイやパームアイをすれば、目の油がとけて潤いが戻ってくるのですね！

目が潤うと、入ってきた光をきれいに反射するので、目がキラキラして見た目の印象も変わりますよ。

以前、ドライアイの治療をしていた30代の女性は、目の周辺の血行が悪く、充血や目の下のクマなどが目立ち、年齢よりも老けて見られるのが悩みでした。そこで、目薬の治療に加え、ホットアイなどのケアにも取り組んでいただいたところ、血行が改善され、クマや充血がなくなり、次第に見た目の若々しさを取り戻しました。

すごい！　目のケアをすると見た目も若返るんですね？

定期的に目を温めると、徐々に全身の血流がよくなるので、肌のくすみがとれ、見た目が健康的で若々しくなっていきます。 冷え性も改善し、肩こり、頭痛、倦怠感（けんたいかん）などの症状から解放される人も多いのです。

視力を回復させる
トレーニングはありますか？

 いいことずくめですね。もしかして、視力も回復しますか？

 ドライアイが改善する時点で、目が見えやすくなりますが、**メガネをかけていない状態での視力を回復するためには、「ガボール・アイ」というトレーニングを合わせて行うことをおすすめします。**

 「ガボール・アイ」って、私、聞いたことがあります。テレビで老眼になった芸能人の方が体験して、視力が回復したんですよね？　テレビを見た会社の同僚が騒いでいたので、すごく気になっていました。

 「ガボール・アイ」は、テレビ番組や雑誌などで何度も紹介していますが、毎回非常に大きな反響があります。
その理由は、世の中には、「視力が回復する」といわれるさまざまなトレーニング法がありますが、どれも科学的な根拠はないんですね。しかし、「ガボール・アイ」は唯一、科学的に効果が

証明されているんですよ。

 ぜひ、私もやってみたいです。どんなトレーニングなのですか？

 かんたんにいうと、ガボール・パッチという縞模様の図形を見るトレーニングです。
ガボールというのは、1971年にノーベル物理学賞を受賞したデニス・ガボール博士の名前で、ガボール・パッチの考案者です。

 ガボールさんが考案した縞模様の図形を見るだけで、視力が回復するのですか？

 そうです。カリフォルニア大学など世界トップクラスの研究機関が研究を行った結果、老若男女、近視、老眼を問わず、およそ8割の人が平均して0.2程度視力が回復することがわかりました。

 どうしてそんなに見えるようになるのですか？

 私たちの視力は、目というレンズの機能と、画像の情報を処理する脳の働きの両方によって決まります。水晶体は老化などによっていったん固くなってしまうと、柔軟性を取り戻すことができません。しかし、脳は鍛えることで機能を向上させることができます。**「ガボール・アイ」は、脳の視覚野を刺激し、目と脳の連携をうまくすることで、視力を上げるトレーニングなのです。**

なるほど。脳トレってことですね!

 そうです。高齢者が家のなかを片付けられなかったり、事故を起こしてしまったりなど、生活周辺で問題が起こってくると「年を取ってボケてしまった」「認知症だ」といわれることがあります。ところが、実際は、ただ視力が落ちて、いろいろなものが見えていないだけということもけっこうあります。
うれしいことに**「ガボール・アイ」をはじめると視覚野以外の脳機能も上がり、記憶力や集中力の向上や、物忘れ予防などにも役立つんです。**

 脳から若返るんですね。どのくらいの頻度で何日間行うと効果が出ますか?

 基本的に毎日行うと効果的です。1日1回3〜10分行い、最低14日間は続けてください。だいたい1か月くらい経つと効果が実感できる人が多いようです。
では、実際に「ガボール・アイ」をやってみましょう。

【ガボール・アイ練習問題】

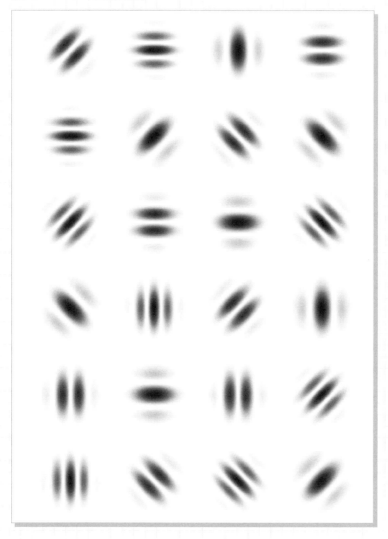

1. 好きな縞模様(ガボール・パッチ)をひとつ選びます。

2. その縞模様と同じ縞模様を、全部探し出します。

3. 全部見つけたら、再び別の縞模様を選んで、探していきます。

4. 1〜3を1回3分〜10分行いましょう。

出典:『1日3分見るだけでぐんぐん目がよくなる! ガボール・アイ』(SBクリエイティブ)

2

白内障・緑内障 その他 失明に至る怖い病気

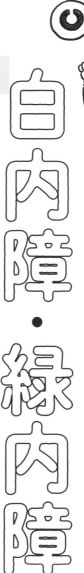

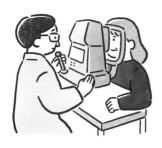

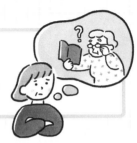

誰でも100%
白内障になるって本当ですか?

 正しいケアやトレーニングで目の健康は改善することがわかりました。でも、もし目の病気になっていたら、セルフケアでは治りませんよね?

 もちろんです。目の病気については、白内障（はくないしょう）、緑内障（りょくないしょう）などの病名を聞いたことがあっても、それがどんな病気か詳しく知らない人が多いようです。

 はい。私も、白内障も緑内障もどんな病気かはっきりとはわかりません。先生は、白内障の患者さんがいちばん多いとおっしゃっていましたね(→P14)。

 はい。白内障の治療で来られる方はたいへん多いですよ。

 実は、うちの母も白内障です。心配になって検索したことがあります。そうしたら白内障は80歳ぐらいになると100%なるものだと書いてあって、余計に不安になりました。本当に全員がなるものですか?

 99.9%なりますね。白内障の治療で眼科に来る人が多いというのは、ほぼ全員がなるものだからです。
白内障は、一応病気というカテゴリーに入っていますが、目の

老化現象のひとつなのです。また**老眼と同じく、人によって程度や進行のスピードが違います。**

そうなんですね！　全員なるなんてちょっと動揺しています。いつごろから始まるのですか？

だいたい50歳を超えると半分以上は白内障です。70歳で90％、80歳を超えたらほぼ100％になります。

50代は2人に1人が白内障っていうことですか!?　でも、同世代の人で、白内障の治療をしているという人はほとんどいません。なぜですか？　白内障の進行度合の差でしょうか？

白内障はみんななるものなので、少しくらいあってもわざわざいいません。早めにいったところで不用意に不安をあおるだけです。医者は、ある程度症状が進み、治療や手術が必要になった時点で初めて「白内障がありますよ」と告知することが多いんです。

では、眼科に定期検診などで行ったときに指摘されなければ、心配ないってことですか？

そうですね。白内障だとしても軽度だということです。白内障は白髪に似ています。たとえば、白髪が2、3本あったとしても、美容室で「白髪ありますよ」とはいわれませんよね。かなり増えて目立ってきたときに初めて「染めますか？」といわれます。それと、同じような感覚です。

白内障になると、世界が白っぽく見えるんですか？

白髪みたいなものか〜。でも、白内障は白髪と違って、治療が必要な病気なんですよね。どんな症状が現れるんですか？

白内障は、目のレンズである水晶体が白っぽくにごると同時に固くなり、ピントが合わせにくくなる病気です。
水晶体は生まれたときは透明で弾力があります。しかし年を経るごとに、紫外線などの目のダメージが蓄積され、白くにごってしまうのです。これは卵の白身に火を通すと、たんぱく質が白くなり、やがて固くなるのと同じような現象です。

水晶体が固くなるというところは、老眼に似ていますね。

そうですね。なんとなく本や新聞の活字が見えづらいとか、老眼と似たような症状から始まるので、初期段階では白内障に気づかない人も多いですよ。よく、白内障は視界が白っぽく見えるのではないかと思っている人がいますが、そう感じる人はほとんどいません。

老眼と白内障の違いを自分で判断できますか？

できます。老眼と白内障の見え方は似ていますが、実は決定的な違いがあります。老眼は老眼鏡をかければ、手もとのピント

が合います。しかし、**白内障では老眼鏡をかけても、ピントが うまく合いません。**遠くも近くも見えにくいと感じるのです。

【白内障のしくみ】

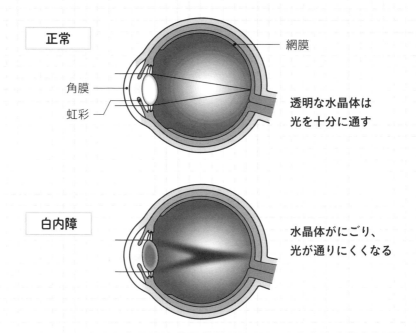

正常

角膜

虹彩

網膜

透明な水晶体は 光を十分に通す

白内障

水晶体がにごり、 光が通りにくくなる

 白内障かどうかを、自分でかんたんにチェックする方法はあり ますか？

 白内障のときに感じやすい症状をいくつかあげますので、チェ ックしてみてください。次の項目のうち、当てはまるものが3 つ以上あれば、白内障の可能性が高くなります。5つ以上ある 人は、早めに眼科を受診してください。

ひとつでも当てはまるものがあれば、白内障の予防や対策をして いきましょう。白内障の進行をゆるやかにすることができます。

白内障CHECK！

- ☐ 遠くも近くもなんとなく見にくい気がする
- ☐ テレビや映画の字幕がにじんで見えにくい
- ☐ 離れていると人の顔がわかりにくい
- ☐ 太陽の光がまぶしく感じるようになった
- ☐ 黒と紺など似たような色の区別がつきにくい
- ☐ 右目と左目で見え方が違う
- ☐ 階段の上り下りで不安を感じることがある
- ☐ 目がなんとなく重くてうっとうしい

白内障を予防する方法はありますか？

 白内障の予防や対策にはどんなものがありますか？

 ひとつは、日常生活で目にダメージを与えない習慣を身につけるということ。もうひとつは、目の回復力を上げることが大切です。たとえば、目のダメージが大きく、回復力も悪い人は、白内障が早く進む。反対に目のダメージが小さく、回復力が高い人は遅くなります。

 目の回復力を上げるというのは、「目を温める」みたいなケアのことですか？

もちろん、それもありますが、**目の回復を助けるもっとも有効な方法は「栄養バランスのいい食事をとる」ことです。**

偏った食事、とりわけジャンクフードは、目に悪影響を及ぼすことがわかっています。

なるほど。バランスのいい食事……。けっこう当たり前のことなんですね。

そう。緑黄色野菜、肉、魚などを毎食バランスよく食べていればとれる「ビタミンACE（エース）」が重要なんです。このビタミンA、C、Eは、目をよくするうえで欠かせない栄養素です。そのうえで、**目にいいものとしておすすめなのが、ルテインを含む食べ物です。**

ルテイン？　なんかサプリメントのCMで聞いたことがあるような……。

ルテインは抗酸化作用の高い物質で、体の中でもとりわけ目に集まりやすい栄養素なんです。目の奥の黄斑という部分や水晶体に多く存在し、外からの光を吸収して目のダメージを和らげる働きがあり、天然のサングラスとも呼ばれているんですよ。

へえ〜！　どんな食べ物に含まれているんですか？

ほうれん草です。ルテインは1日6〜10mgほどとるといいといわれていますが、ほうれん草なら毎日半束（2株程度）食べれば大丈夫です。ほうれん草ほどではありませんが、ゴーヤや

ケールなど緑色が濃い野菜にもルテインが含まれていますので、**ふだんから色の濃い野菜を意識して食べるといいと思います。**

 ほうれん草ですか。目といえば、ブルーベリーかと思っていました。

 ブルーベリーは、白内障予防という点ではそれほどの効果はありません。ただし、ブルーベリーに含まれるアントシアニンという抗酸化成分は、目に限らず体全体の疲れをとるのに効果的です。目の回復力アップというよりは、眼精疲労の回復に役立ちますよ。

白内障の治療や 手術について教えてください

 いろいろケアしても、いつかは白内障になるんですよね。どんな治療が必要なんでしょうか。やはり手術でしょうか?

 手術をするかどうかは白内障の程度にもよります。かなり進んでいて、手術しか手がないという人には手術をすすめます。しかしそれほどでもない場合は、水晶体が白くなるのを食い止める目薬を定期的に差し、経過を観察する治療法があります。

 できれば治療がいいなあ……。手術をすすめられる目安はあり

ますか？

まず**「メガネをかけても視力が0.7を切ったら」というのがあります。** これは、運転免許が基準になっています。

私なら、目の状態がほかの病気を引き起こしやすい状態になっている場合は、手術をすすめます。けれども、手術に消極的な人や、忙しくて手術をする時間がすぐとれないという人には、「ぎりぎりまで待ちましょう」ということもあります。

いきなり手術をするわけではないんですね。みなさん「日帰り手術」などを盛んにされているイメージがあったので、白内障＝手術で治すもの、と思っていました。

おっしゃる通り、白内障手術は盛んに行われており、医者にとっても格別難しいタイプのものではありません。実際は、ほとんどの方がこの手術で見やすくなっています。ただし、**100%全員がよくなるとはいえないんです。やってみたけれど「それほどよくならなかった」と感じる人がいるのも事実です。**

ど、どうしてでしょう？

ひとつは、非常にまれではありますが、手術後に感染症や出血が起こり、逆に見えにくくなってしまうケースです。もうひとつは、**水晶体の代わりに入れる眼内レンズの度数が、その人が思っていた「見え方」と違っていた場合です。**

この人工の眼内レンズは、度数によって近視を治したり、老眼を治したりすることができます。ところが、手術前にきちんと

患者さんが医師とコミュニケーションをとり、「私は近視です。ふだんはこんなふうに生活しています」と伝えておかないと、近視の人は近視のままの度数のレンズを入れられてしまいます。それで、手術が終わったあと、遠くを見たら「見えない」となってしまうのです。

 あ、それは老眼鏡をつくるときと似てる！ そうか。かんたんな手術だからこそ、ボタンのかけ違いが起こる可能性もあるんですね。

 もちろん、私を含めほとんどの医者は手術前にそういった確認を行いますが、データ上、この手のケースがある以上、コミュニケーション不足の現場があるのは事実でしょうね。
もう一度手術をしてレンズを入れ替えることもできますが、手術にはどうしてもリスクがついてまわる。**「どう見えるようになりたいか」はできる限り、手術前にしっかり考えて医者と話し合うことをおすすめします。**

【白内障手術のしくみ】

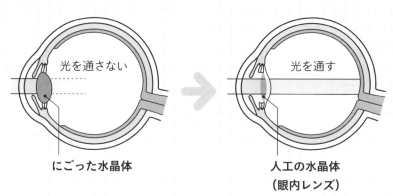

光を通さない

にごった水晶体

光を通す

人工の水晶体
（眼内レンズ）

その人工レンズにはどんな種類があるんですか?

 基本的には、メガネなしで見える範囲が「近く」「中間」「遠く」の3種類です。老眼を矯正する多焦点眼内レンズというのもありますが、自費や選定療養になるため両目で数十万〜100万近くします。

とはいえ高いからいいとか悪いとかそういうことではないです。

 最近、レーザーでも白内障が治ると聞いたのですが。

 ありますよ。一部をレーザーで代替するというものですね。

 あ、やっぱりメスも使うんですね。

 そうです。**将来的にレーザーですべてできるようになればいいと思いますが、熟練した医師なら、メスもレーザーもほとんど変わりません。**

また、現状は、自費診療になるので治療費が高額になることや、メスより時間がかかるというデメリットもあります。

 えっ、レーザーのほうが時間がかかるんですか? 目の手術ってやっぱり怖いので早く終わってほしいです。通常の手術はどれくらいの時間がかかるんですか?

 だいたい10分〜20分で終わりますよ。

 10分! その間、目は見えているんですか?

見えませんよ。大量の光を当てて行われるので、まぶしくて患者さんには何も見えません。

真っ白……ってことですか?

そうそう。真っ白。また、手術していないもう片方の目にはガーゼがかぶせてあるので何も見えません。

手術中、意識はありますか?

ありますよ。しゃべったりもできます。麻酔は目の粘膜に点眼でかけるだけなので、ふつうに意識はあるわけで。
よく、耳鼻科で鼻にカメラを入れるとき、シュッとスプレーをしますよね。あれです。最近は、歯科治療でも歯茎に綿のようなもので何か薬を塗ってから、麻酔の注射をする歯医者さんが多いようです。

あ! それやりました。先日、歯の治療で。注射の針を刺す感覚がまったくなかったので、あれ? と思ったんですよね。

そうです。**だから見えていないし、痛くもないので、みなさん「ああ、もう終わったの?」という感じです。**

それを聞いてすごく気持ちが楽になりました。もし母や私が、将来白内障で手術するようになっても、前向きに受け入れられそうです。

いやいや。その前に、手術にならないよう、白内障の予防と対策をしっかりやってください。手術をしないですむならそれがいちばんなんですから。

緑内障ってどういう病気ですか？

そういえば、白内障から緑内障になる人がいると聞いたことがあるんですが、それは本当ですか？

そうですね。白内障もかなり放置すると緑内障になってしまうことがあります。

緑内障は、失明する病気というイメージがあるのでとても怖いです。どんな病気か教えてください。

目の神経がダメージを受け、視野が欠けていく病気です。そのままほうっておくと失明します。目の神経が死んでしまうからです。しかし現代では、**早期に発見して治療をすれば、99%失明を防げます。**

そうなんですね。少しホッとしました。実は、先日妹が検診で「緑内障の疑いあり」と診断され、失明するのではないかととても落ち込んでいました。ただ、まだ緑内障ではなく、視神経に変形があるといわれたようです。

おそらく「視神経乳頭陥凹拡大」と診断されたのでしょう。これは緑内障ではないけれど、視神経が変形していて緑内障になりやすい状態です。引き続き、定期検診などで経過を観察すると安心です。

緑内障も白内障と同じく、老化でなる病気ですか？

違います。老化で「悪化する」病気です。40歳以上で20人に1人、70歳以上で10人に1人が緑内障といわれています。

思っていたよりも身近な病気ですね。どんな人がなりやすいんでしょうか？

進行が早いのは、近視の人ですね。また、家族に緑内障の人がいると遺伝的になりやすい場合があります。その他、目の打撲、糖尿病などの病気が原因になることもあります。また、「緑内障気質」という言葉があって、神経質で気苦労が多く、ストレスを受けやすい人も緑内障になりやすいといわれます。

性格も関係するんですか！ ちなみに、緑内障の「緑」というのは、どこかが緑色になるのでしょうか？

ずっとほうっておいて、治療も何もしないでいると、黒目自体が緑や青っぽくなるといわれています。ただし、そこまで放置されるケースはまずありえません。なぜなら、確実に視野が狭くなるし、目や見え方に違和感を覚えるのでたいていの人がその時点で医者にかかるからです。

【緑内障による視野のイメージ像】

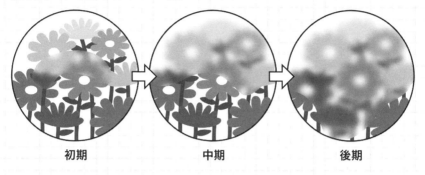

初期　　　　　　　　中期　　　　　　　　後期

緑内障は治療しても
欠けた視野は戻らないの？

 先ほど、緑内障は治療をすれば失明を防げるとおっしゃいましたが、治療すると目は治るのですか？

 残念ながら、**欠けた視野やダメージを受けた視神経が「治る」＝もとに戻ることはありません。** 現在のところ、欠けた視野をもとに戻す、ダメージを受けた神経をもとに戻す、失明した状態をもとに戻す、といった治療は開発されていないのです。
つまり、**緑内障の治療とは、眼圧を下げて、これ以上神経にダメージを与えないようにするために行うものなのです。**

 悪化しないように、進行を食い止めるということですか？

 そうです。だからこそ、早く見つけることが重要なのです。
これは、ほかの病気の早期発見とは意味が違います。たとえ

ば、がんなどの病気の早期発見は、小さいと治りがよいとか、手術で取り切れるということですよね。しかし、緑内障の早期発見は、そこで症状を食い止めるという意味です。見つかるのが早ければ、まだそれほど視野が欠けていない状態をキープできるということです。

早期発見が大事……。

はい。できれば自覚症状が出る前から治療するのが望ましいんです。たとえば見える部分が狭くなってきたなど、自覚症状が出てからでは、もう見づらくなっているわけですから、治療を始めても見づらい状態には変わりありません。見づらくなったら手遅れだと思ってください。

わかりました。だから先生は「定期検診が大事！」とおっしゃっているんですね。

そうです。実は、私の父も緑内障です。父はひと一倍健康に気を遣うタイプで、毎年人間ドックを受けていました。それで、てっきり目のチェックもしているものと、息子の私は安心していたんです。ところが受けていたのは、一般的なメニューだったので、眼底カメラや眼圧の検査は受けていなかったのです。私の指摘で、後日、眼底検査（眼底カメラ）を受けて初めて緑内障が見つかりました。あのまま、検査を受けていなければ、今ごろもっとたいへんな思いをしていたかもしれません。
自費になるかもしれませんが、**ぜひ40歳以上の人は「眼底」「眼圧」検査は受けてください。人間ドックのときにできなければ、**

2年に1回、眼科に行って定期的に検査を。 そうすれば早期に発見でき、早めの段階で食い止められるのですから。

本当はよくわかっていない眼圧の正体

そうだったんですね。肝に銘じます。ところで先生、眼圧をどれくらい下げれば緑内障を食い止められるのですか?

そうですね。緑内障と眼圧の関係はけっこう難しいので、順を追って説明しましょう。

まず、**眼圧というのは、目の内側から外側に向かってかかる、目の中の圧力のことです。** 目の固さとも表現します。目の中では一定量の水がつくられ、それと同じ量の水が目から排出されることで、眼圧が一定に保たれています。

しかし、つくられる水が多すぎたり、排水が悪かったりすると、

【緑内障と眼圧の関係】

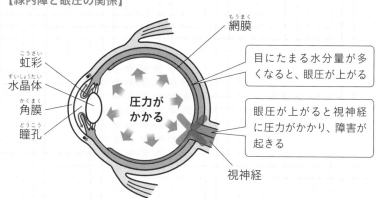

網膜（もうまく）

虹彩（こうさい）
水晶体（すいしょうたい）
角膜（かくまく）
瞳孔（どうこう）

圧力がかかる

目にたまる水分量が多くなると、眼圧が上がる

眼圧が上がると視神経に圧力がかかり、障害が起きる

視神経

眼圧が上がります。**眼圧が上がると眼球が固くなり、視神経に
ダメージを与えてしまうのです。これが、緑内障の最大の原因
といわれています。**

眼圧をいくつまで下げればいいんですか?

それは患者さんによって違いますね。

血圧みたいに、正常値は決まっていないのですか?

**10〜21の範囲が正常とされていますが、この範囲内の人でも緑
内障になる人はたくさんいます。**「正常眼圧緑内障」といいます
が、**実は、日本人の緑内障患者さんのうち、およそ7割がこれ
なのです。**

え? ほとんどの患者さんの眼圧は、正常範囲なのですか?

ややこしいですよね。血圧や血糖値は、正常値ならば「下げま
しょう」とはいわれません。しかし、眼圧の正常というのは、「平
均」に近い意味合いなのです。中には5、6など低い人もいれ
ば、30、40といった高い人もいて、平均値がだいたい10〜21
になるということです。

平均値でも、緑内障になるのですか?

はい。それは、**平均的な眼圧でも、視神経にダメージを受け
る人もいるからです。つまり、平均的な眼圧にも耐えられない**

くらいに、**その人の視神経が弱いということです。**だから、眼圧をもっと下げましょうということになるのです。逆に、眼圧が高くても視神経が強い人は、緑内障になってないことがあります。

なるほど。その人がもつ視神経の強さとのバランスがあるんですね。

正常眼圧緑内障の治療が少し難しいのは、眼圧を下げる幅が限られてしまうことです。たとえば眼圧が30の人が10下げれば、眼圧が20も下がります。ところが、もともと16の人が10まで下げても6しか下がりません。そうすると、治療効果が出にくい面があります。

緑内障の治療と
手術について教えてください

緑内障は、一度目薬を差すと、一生差し続けなければならないと聞きます。一生、って、けっこう覚悟がいりますよね……。

はい。**現段階の医療では、目薬を差して眼圧を下げ、病気の進行を抑えるというのが基本の考え方です。緑内障の目薬は、いつかやめられるというものではありません。**
しかし、この先医療の進歩によって状況が変わる可能性はあります。実際に新しい薬もいくつか開発されています。たとえば、

目に注射をしてある薬を入れ、定期的に目薬を差さなくても
ずっと効いている状態を保つ方法も出てきています。

 へえ〜。それは希望がもてますね。

 ただ、高齢の患者さんの中には、多少視野が悪くなることを納
得して、あるポイントで目薬をやめる選択をする人もいます。
たとえば、認知症になったとか、寝たきりになったという場合、
毎日目薬を差すのはたいへんです。そういう場合は、状況によ
り目薬を本当にすべきか相談したほうがいいと私は思います。

 なるほど。生活スタイルによる、ということか……。
ところで、先生は、緑内障手術のスペシャリストとしても有名
ですよね。どんな手術をするんですか?

 眼圧を下げる方法としては2つ。レーザー治療とメスによる手
術があります。ただし、これらは目薬よりも感染症などのリス
クが高くなるので、誰にでもおすすめするものではありません。

 どんな人であればおすすめされるんですか?

 たとえば、アレルギーなどなんらかの事情で目薬を差せない人、
目薬では効果がなかったという人、また目薬を決めた通りにな
かなか差せない人などに提案します。

 レーザー治療と手術には、どんな違いがあるんでしょう?

レーザー治療は、目の中の水の流れ道にレーザーを当てて排水をよくすることで眼圧を下げる方法です。 数分程度で終わるため、日帰りでできます。

なんか手軽でよさそうですね。

うーん。そうですね。たしかに、手術は受けたくないし、目薬はめんどうという人には、それなりにメリットがあります。しかし、**レーザーの種類によっては費用が高額になる場合もありますし、炎症が起こる副作用が出ることもあります。また、手術ほど高い効果は期待できません。** ですから、あまり症状が進んでいる方にはおすすめしません。また、症状が軽い方についても、目薬で治療したほうが安全で効果的といえます。

では、手術は症状が進んでいる人の最終手段という感じですね。やっぱり症状が重い人がやるものですか？

そうですね。目薬ではどうしても眼圧が下がらないという人が多いです。ほかには、たとえば40代など早くに緑内障になって、これから何十年と目薬を差すのはたいへんだという理由で手術を選択される方もいます。
緑内障の手術には、大きく分けて次の3つがあります。

白内障・緑内障・その他　失明に至る怖い病気

❶ 目詰まりを取る方法(トラベクロトミー)

３つの中で最も軽い手術。目の中の水の流れが悪いところを取り、自然に水が流れるようにする。白目をいじらないので安全性が高く日帰りでも手術可能。ただしほかの２つに比べると眼圧を下げる効果は低い。低侵襲緑内障手術(MIGS)といわれ、トラベクトームやiStentなどもここに含まれる。

❷ 新しい流れをつくる方法(トラベクレクトミー)

日本でもっとも一般的な手術。３つの中で眼圧を下げる効果がいちばん高いのが特徴。ただし、目に穴を開けて水を流すので感染症のリスクが高く、手術後、「見づらくなった」などの不調が出ることがある。

❸ すべてを取り換える方法(バルベルト手術)

トラベクレクトミーよりもさらに先の本管まで取り換えて、水の流れを詰まりにくくする方法。すべて交換する大掛かりな手術。あらゆる手術をしても効果がなかった人に行われる。

 どの手術にするか、どうやって決めるのですか?

 緑内障の進行度にもよりますが、基本的に危険性の少ない手術から行うのが一般的です。この３つでいえば、❶→❷→❸の順で行うことが多いですね。
ただし、**どの手術も100%眼圧が下がるものではありません。術後5年間効果がある確率は7割です。**これは、どんな名医が行っても同じです。３割の人は５年以内に再手術が必要になるというイメージです。

 なるほど。一度の手術では終わらないこともあるのですね。

私の病院は日本で有数の手術件数ですし、私自身もかなり多くの手術をしています。手術をたくさんしているからこそ思うのは、やはり手術というのはたとえ成功してもリスクがあります。だから、**手術はやらないに越したことはないと思っています。早期発見し、目薬で治療していくのがもっとも安全性が高い方法なのです。**

最新治療が
よい医療とは限らない

先生は、先ほどの3つの手術以外にも、最新の手術をされているんですよね。

トラベクトームという手術ですね。これは眼圧の下がりはやや弱いのですが、次のような3つのメリットがあります。

> 1. 出血が少ない

> 2. 思ったところを確実に手術できる

> 3. 手術時間が10分程度と短い

つまり、安全性の高さから期待値の高い手術法です。ほかにもiStent、マイクロフックなどさまざまな手術があります。

そう聞くと、トラベクトームがベストな手術と思ってしまいます！

うーん。そうともいえません。新しい手術というのは、どこでも行えるものではないからです。トラベクトームも、認定を受けた医師でないとできませんし、行える設備が整っている医療機関が少ないのが現状です。

そのほかにも比較的どこでもできるiStentやマイクロフックなど、手術にはいろいろな方法があります。うちの病院ではひと通りやりますが、施設によって得手不得手で、できない治療があるので確認する必要がありますね。

どこの眼科にかかってもできるわけではないんですね……。

勘違いしないでほしいのは、**最新治療＝よい医療とは限らないということです。**最新治療は新しいだけあって、それなりのメリットはあります。しかし、今までよりも完全に優れているわけではありません。**今はそれが最新だけれど、しばらくたって、そうでもなかったという医療もあるわけです。**

まずは、**実績を積んできたベーシックな治療を受けてみるということも大切です。**

白内障や緑内障以外に
注意すべき目の病気は？

 白内障、緑内障以外にも、これから私たち世代が気をつけなければならない目の病気があったら教えてください。

 そうですね。**50歳以上の人に多い病気で「加齢黄斑変性症」**というものがあります。

これは、**目の奥にある黄斑という組織が、加齢によってダメージを受け、視力が下がってしまう病気です。** 水晶体が目のレンズなら、黄斑はカメラのフィルムにたとえると網膜の中心にあたる部分です。黄斑の細胞が破壊されると基本的に再生することはできないので、病状が進行すると失明することがあります。

 自覚症状はありますか？

 視界の中心が見づらいとか、ゆがんで見えるというのが初期症状です。この病気は、「アムスラー検査」という簡易検査でチェックできます。

【アムスラー検査】

次の図を30㎝離して、片目ずつ見え方を
チェックしてください。中心がゆがんでみ
えたり、線がぼやけて黒丸付近が黒く見え
たりしたら、加齢黄斑変性症の可能性があ
ります。早めに病院を受診してください。

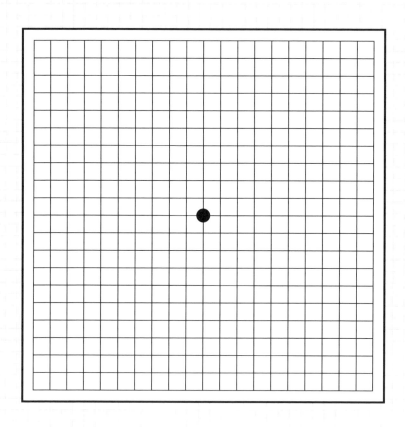

3

100歳まで見える目をキープする方法

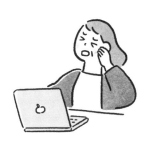

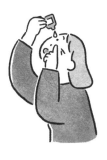

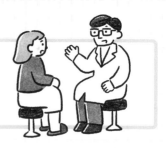

人生は100年、でも
目の寿命は70歳!?

 先生は、最初に「100歳になっても見える人はちゃんと見える」
とおっしゃっていましたよね?

 そうです。年を取っても、きちんとケアをしていれば見えるは
ずなんです。自分の目の状態と向き合うとき、「老化で見えなく
なるのはしょうがない」という発想は、とっぱらいましょう。
もう一度言いますが、ちゃんと対策をしていれば、100歳でも
見える人はふつうに見えます。

 年を取っても見える目でいられると思うと、希望がもてます。
私も、一生見える目をキープするためにがんばります!

 いいですね。「見えない」と感じたときは、検査や治療をさぼっ
ていないか、必要なケアを忘れていないか、自分の生活習慣を
振り返ってみてください。

 何もしないでいると、人間の目の寿命は何歳ぐらいで終わって
しまうのでしょうか?

 目の寿命は70歳ぐらいまでではないかといわれています。

 えー!! だったら私は、あと20年もないってことですよね。目

を長生きさせるには、ここからが勝負ですね。

 そうです。70歳以降は、どんな病気が出てきてもおかしくありません。だからこそ、40代、50代から目のケアを実践し、70歳以降は眼科でのメンテナンスや治療をきちんとやっていくことが大事なんですよ。

目のケアを怠ると
失明する恐れもありますか？

 目の寿命がくると、失明してしまいますか？

 うーん。最悪の場合、そういうこともありえます。
たとえば、目の調子が悪いなと思っても、ほうっておいたまま70歳ぐらいになってしまうと、そこからできる治療はもう限られます。高齢になるほど回復力も落ちるため、手術をしてもよくなる可能性は低くなります。そうすると、最悪の場合、失明することもあります。

 手遅れになったら、失明の危険性があるということですね。

 ちなみに、日本人の失明原因ワースト5には、次のような目の病気があります。

1位	**緑内障**（世界では白内障）
2位	糖尿病網膜症
3位	網膜色素変性症
4位	加齢黄斑変性症
5位	病的近視

 1位はやはり緑内障なのですね。でも、世界では白内障が1位……。ということはやっぱり、白内障から緑内障に移行するからですか？

 違います。世界にはまだ白内障を治療する機関が少ないので、白内障というだけでも失明する人がたくさんいるのです。**医療の発達した日本では、白内障で失明する人はほとんどいません。**だから、ランキングトップ5にも入っていないのです。

 へえ〜それほど日本は医療が進んでいるんですね！ 100％の人がなる白内障が、失明の原因ワースト1だったとしたら、そうとうな人が失明していますもんね。

 ただし失明といっても、両目がまったく見えないことだけをいうのではありませんよ。失明の基準には、大きく分けて2つあり、ひとつは両目ともまったく見えなくなってしまうこと。もうひとつは「社会的失明」といって、メガネをかけても両目の視力が0.1以下など極めて視力が低い状態のこと。一般的な生活が困難になって、なんらかのサポートが必要な人も失明という扱いになります。

糖尿病などの生活習慣病で
失明することも？

2位の糖尿病網膜症、3位の網膜色素変性症、5位の病的近視
とは、どのようなものですか？

2位の糖尿病網膜症というのは、名前の通り「糖尿病」によって
起こる目の病気です。3位の網膜色素変性症というのは遺伝子
に関連する細胞異常が原因で失明に至る難病。5位の病的近視
は、強度近視により網膜などに負担がかかり眼底にさまざまな
異常が出てくる病気です。

夫がメタボぎみなので、糖尿病網膜症というのがすごく気にな
ります。糖尿病で目が悪くなるのはなぜですか？

過剰な糖は、血管にダメージを与えます。糖尿病網膜症は、糖
によるダメージが網膜の血管を傷つけて、視力低下を起こす病
気です。

血糖値が高いって、そういうリスクもあるんですね。

そうですね。**網膜は細かい血管が集まっているので、糖のダ
メージを受けやすい場所です。それで出血したり、網膜自体が
はがれてしまったりということが起こります。**とても危険な病
気なのですが、初期にはほとんど自覚症状がありません。

そういえば、糖尿病網膜症の人が目の奥で大出血しているのに、気がつかずにふつうに生活していたケースがありましたね（→P28）。

 目の中で大出血を起こすのは、糖尿病網膜症の末期症状です。自覚症状が出ないので、末期まで気がつかない人がけっこう多いのです。

 糖尿病の治療をきちんとしていても、目の合併症を起こしてしまうのですか？

 治療によって血糖値をコントロールしていれば、網膜症を引き起こすリスクは下げられると思います。しかし、糖尿病歴が長い人や、10年ぐらい糖尿病に気づかず、治療が遅れてしまったというような人は、糖尿病の治療をしていても、網膜症になってしまうリスクが高くなります。

 そうなんですね。糖尿病って改めて怖い病気だとわかりました。糖尿病のほかにも、目に影響を及ぼす体の病気ってありますか？

 高血圧は目の奥の出血を引き起こすことがありますし、高脂血症といって、血中コレステロールが高い人は黄斑変性症になりやすいといわれています。血管系の病気は目にきやすいと考えていただいていいと思います。

 糖尿病、高血圧、高脂血症ですか。まさに、生活習慣病ですね。

そうですね。これらの病気はふだんの食事が深く関わっています。2章でお話ししたバランスのよい食生活を実践していただくと、こうした生活習慣病の改善にも効果的なんですよ。

 目にいい生活は、体をよくする生活でもあるんですね。夫の食生活もしっかり改善させなくちゃ。

失明はどのくらいの確率で
食い止められるの？

 ところで、先生、ワースト5の病気で失明する人は年間どれくらいいるのですか？

 日本の医療はとても発達しているので、**今の時代は目の病気で失明する人の数はそれほど多くありません。** 実際に、みなさんの周りにも、目の病気で失明したという人はいないと思います。

 たしかにそうですね。目の病気が悪くなって失明したという人は私の周りにもいません。

 たとえば、先ほどあげた失明原因ワースト5のうち、緑内障、糖尿病網膜症、加齢黄斑変性症については、早期発見・早期治療で99％失明しなくてすみます。
3位の網膜色素変性症については、遺伝子に問題があるため、現在のところ治療法がありませんが、この病気は4000〜8000

人に1人というくらい患者数の少ない指定難病です。

5位の病的近視は悪くなる人もいますが、基本的には失明しないですむことが多い病気です。

ちょっとホッとしました……。でも、社会的失明のずっと手前の段階でも、見えなくなったら生活するのがたいへんだろうなと思います。

そうですね。私の患者さんの中にも、白内障が進みすぎて自分で歩くことができなくなり、車いすの生活をしている人がいます。目が見えにくいせいで、ちょっとした段差に気づかず、転んで足を骨折し、寝たきりになってしまう人もいます。
それから、**目が悪いと認知症になりやすいともいわれているんですよ。**

目のせいで認知症!?

目が悪いと、本や新聞も読めず、テレビも見られず、人に会っても相手の顔がよくわかりません。そうなると、外に出るのもおっくうになり、何かをする気力さえ失ってしまって、刺激が減り脳の働きが衰えてしまうのです。

うわ〜。そうなると、肩こりや頭痛といった不調よりもずっと深刻ですね。

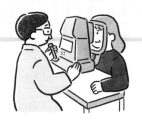

目の寿命を延ばす 3つの習慣

 目の病気を甘く見てはいけませんよ!

 わかりました。目の寿命を延ばすには、これまで先生が教えてくださったことを実践すればいいですよね?

 はい。復習しますと、失明しない習慣として実践していただきたいことは次の3つです。

> **1.** 目のダメージを減らす

> **2.** 目の回復を助ける食事をとる

> **3.** 眼科で定期的に目をチェックする

これが、100歳まで見える目をキープするための3原則です。
目のダメージというのは、どんなことか覚えていますか?

 あっ! 抜き打ちテストですね。えーと、目をこするとか……。
あとは紫外線!

 そうですね。ひとつは目をこする、押すといった、目に傷をつけるような直接的なダメージ。もうひとつは、紫外線などの光によって、水晶体が劣化する間接的なダメージですね。
このようなダメージをできるだけ減らすよう心がけてください。

2番目は、目の回復機能を高めるためにバランスのよい食事をとってほしいということです。

 ルテインとビタミンACEですよね。

 そうですね。基本はいろいろな食材をバランスよく食べていただく。そのうえで、光のダメージを吸収するルテインや、回復力を高めるビタミンACEを積極的にとってください。
その他にも、さけ、えび、かになどに含まれている「アスタキサンチン」は目の血流をよくし、チーズやヨーグルトに含まれる「ラクトフェリン」はドライアイの改善に役立つという報告があります。

 あまり食べないほうがいいものもありますか?

 甘いものやスナック菓子、血糖値が急激に上がる白米や白いパンなどはなるべく避けたほうがいいでしょう。血糖値が上がると、先ほどもお話に出てきた糖尿病のリスクが高まります。また、**AGEsをとらないようにすることもポイントです。**
<small>エージス</small>

 AGEs……?

 「終末糖化産物」といって、体を老化させる物質で、白内障の原因になるといわれています。コーラやジュースなどの飲み物や、焦げたものに多く含まれています。

 いわゆる「糖質」ですね。あと、コーヒーやお茶などカフェイン

が入った飲み物は、飲んでも大丈夫ですか？

カフェインは血管を収縮させる作用があるため、緑内障にはよくないとされています。 しかし、大量に飲まなければほとんど問題はありません。朝昼晩と1日3杯くらいなら飲んでも大丈夫です。

コーヒーやお茶はほどほどに、ですね。

あれはいい、これはダメとあまり神経質になるとストレスが溜まります。ストレスも目の病気を悪化させますので、ゆるく考えることも大事ですよ。毎日献立を考えるのがたいへんすぎて、続かなくなってしまったら本末転倒です。
細かく考えなくても、まんべんなくいろいろな食材を食べれば、だいたいバランスは整います。あとは食べすぎないことですね。

わかりました。

3原則の最後は、眼科での定期チェックです。**目にいいことをやっていても、目の検診を受けていないといろいろな病気を見逃してしまいます。定期的に眼科で目を調べてもらうことは、目の健康の要です。**

定期検診はどれくらいの間隔で行けばいいですか？

40歳を過ぎたら2年～4年に1回。70歳を超えたら1年に1回というのが目安です。

毎年行くのは70歳になってからでいいんですか?

 もちろん、70歳以下でも年に1回チェックにいってもかまいません。病気が見つかった人は、半年に1回や3か月に1回など、症状に応じて間隔が短くなる場合もあります。しかし、若い人でとくに目に問題がない人は数年に1回で十分です。

 それならば、仕事が忙しい人でも、行けそうですね。夫にもすすめてみます。

名医がすすめる よい眼科、眼科医とは?

 そうそう、定期検診に行くときの大事なポイントは、かかる眼科を間違えてはいけないということです。検診や治療を受けるとき、信頼できるいい医者にかかれるかどうかはとても重要です。すべての医者がいい医者なら、「どこでもいいですよ」といいますが、残念ながら、中にはやぶ医者もいます。医者選びを間違えると、不満や不信感が出るなど、治療がいい方向に進まなくなります。

 たしかにそうですね。私は先生のような名医に診てもらえば間違いないと思っています。

 もちろん、私のところに来ていただいてもかまいません(笑)。で

も、**いちばんいいのは、「近くの眼科を選ぶ」ということです。**

 近くの眼科？　なぜですか？

 あなたは、風邪をひいたとか、健康診断に行くというとき、どんな病院に行っていますか？

 それは、近くのかかりつけ医です。

 そうですよね。それでいいんです。風邪をひいたぐらいで、「有名だから」「名医がいるから」といって、わざわざ遠くの病院に行くことはありません。
眼科も同じです。定期検診のために遠くの眼科まで行き、長い待ち時間を我慢する必要はないのです。近くにかかりつけの眼科があれば、「目がゴロゴロする」「目ヤニが出た」など、ちょっとした不調にもすぐに対応してもらえます。

 でも、近いからといって、どこでもいいわけではないですよね？

 そうですね。「近くの眼科」というのは眼科を選ぶうえでの第一前提です。**そのうえで、「性格がいい医者を選ぶ」というのが重要です。**

 えっ!?　性格で選ぶんですか？　性格がいいってどういうことですか？　一度会ったくらいじゃ…………。

 難しく考えなくてもいいんです。「性格がいい」というのは、あ

なたにとって話しやすく、気が合いそうなキャラクターの先生ということです。病院に行ったことがあるなら、いろんな医者に会ったことがありますよね。「この人は気難しそうだ」とか「話を全然聞いてくれない」とか。中には「キャラクターに少々難あり」という医者もいます。一度話してみて、あなたとフィーリングが合わないと思った先生は、やめたほうがいいです。

そんなふうに選んでいいんですね。

最高の医者を最初から見つけようとしても、そんな医者はなかなか見つかりませんよ。実力はほどほどでも性格がよい医者を選ぶほうがおすすめです。たとえ、その先生がまだ新人で実力がなくても、困ったときにほかの先生を気持ちよく紹介してくれたりします。**経歴や実績よりも、相談しやすい医者のほうがよっぽど役に立ちますよ。**

お医者さんは経歴や治療の実績が大事だと思ってました。

ただ、**眼科選びは、眼科専門医がいるところにしてください。**日本の医療制度では、医師免許を持っていればどんな診療科でも名乗れます。たとえば、私が明日から脳外科医といっても問題ないのです。それだけに、「眼科」と書いてあっても、本当は内科が専門という先生だっています。

眼科専門医には、眼科の診療を何年以上やっているといった、最低基準があります。さらに眼科専門医試験に合格しなければ認定してもらえません。やはり選ぶなら眼科専門医がいるクリニックなり、病院がいいでしょう。

眼科専門医がいるかどうかは、病院のホームページを見ればわかりますか?

 そうですね。眼科専門医かどうかは、ふつうは医者紹介などホームページに書いてあるので、確認するといいでしょう。

よい医者はネットより近所の口コミ!?

 そうなんですね。で、先生の性格がよいかどうかはどうすればわかりますか?

 まずは「口コミ」です。ネットの書き込みよりも、友だちやその眼科を利用している知り合いなどに聞くといいですね。

 ネットの評価は参考になりませんか?

 ネットの評価を参考にするなら、よい書き込みより、悪い書き込みをチェックしてみてください。「よかった」というのは人によって感じ方がかなり違います。けれど「悪かった」という感想はだいたいみんな共通しているからです。
あとは、**実際にその眼科にかかって、医者と直接話してみることです。**それで合うか、合わないか、だいたいわかります。

 なるほど。定期検診などで試しに行ってみるといいですね。

行ってみて、合わない先生だったらやめてもいいんですか？

 はい。自分に合う先生を見つけたほうがいいですからね。ただし、先ほどもいいましたが、自分にとって最高の医者はなかなか見つかりません。「相当違うな」と思わない限り、ほどほどのところでいいと思ってください。

 先生のかかりつけの先生はいらっしゃるんですか？

 いますよ。私の場合は花粉症があって、診察・診療を受けていますから。

 どうやって探されたんですか？

 基本的にインターネットです。まずは「自分がかかりやすい場所と時間」で検索し、ホームページを見て、まあ変ではないな、と思って受診しました。
ところが、最初にかかったその医者はなんとなく信頼できない雰囲気だったので、もう一度、別の医者を探しました。その先生は信頼できる雰囲気で、今も継続的に治療を受けています。

手術などが必要な場合も かかりつけ医でいいの？

 地元にいい眼科の先生が見つかっても、いざ手術が必要な深刻

な病気が見つかったというとき、そのまま、その先生の治療方針におまかせしても大丈夫ですか?

 手術や大きな治療が必要になったときは、そのままそこで手術や治療を受けなければならないというわけではありません。その場合は、実績のある病院を自分で調べてみるといいと思います。けれど、**いきなりその病院に行くのではなく、地元の先生に「この病院どうですか?」と相談して、紹介状を書いてもらうといいでしょう。**

 別の医者に行きたいといったら、いやな顔されませんか?

 自分よりあきらかに手術件数が多く実績が上位の病院ならば、ダメという医者はほとんどいません。**ふだんからあなたの相談にのってくれているよい先生ならば、紹介状を書いてくれるでしょう。**

 でも、いい先生だけにいいにくいということも……。

 そうですね。そういうときは、家族のせいにしてください。「娘がそこに行ってくれといっている」とか。そうすると気まずい思いをしなくてすみます。

 なるほど。それ、いいですね。

 そもそも、かかりつけの眼科で治療したくても、手術の設備がない場合もあります。

眼科はほかの診療科と違って「外科」と「内科」が分かれていません。もともと内科っぽい眼科にかかっていると、目薬中心の治療になります。反対に外科っぽい眼科は、すぐに手術をすすめる場合もあります。

だから、もし、かかっている眼科の治療方針と違う治療がしたいと思ったときは、遠慮せずに申し出てかまいません。

目の病気なんて、ひとつの病院に行けば全部診られるだろうと思うでしょうけど、実はすべてを診られる病院はないんですよ。私が勤める病院でも診ることができない病気があるし、大学病院でも診られない病気はたくさんある。**眼科の領域はどんどん専門化が進んでいます。ひとつの病院で1から10まで治療できるわけではないんです。**

だから、患者さんが希望すれば、紹介状を出すのがふつうです。

 わかりました。持つべきものは信頼できる近くの眼科医ですね。

 医者と患者との信頼関係というのは、目を治療するうえでとても大事です。**「プラセボ効果」というものがあって、信頼する人がすすめると偽の薬を飲んでも病気が治ってしまう現象が現実にあります。** 反対に、相手が信頼できないと、本当の薬を飲んでも、効果がイマイチという。**信頼できる眼科医にめぐり会えた人は、それだけで治療効果を上げることが期待できるんですよ。**

 はい。わかりやすく教えてくださって、ありがとうございます。私も今日から100歳まで見える目をめざしてがんばります。

すぐに使える眼科検診オーダーメモ

今、どんな症状があるのか、どんなことで困っているのかなど、
自分の状態をいかにきちんと伝えられるかが、治療法や治療後の効果に
大きく影響します。眼科に行くときに、伝えるべきポイントを
まとめておきました。コピーして使ってもいいでしょう。

● **症状があるのは？**
（右目　　　左目）

● **視力の低下**
（ 感じる　　やや感じる　　わからない　　あまり感じない
　まったく感じない）

● **今、いちばん困っていること**
□ 目がかすむ　　□ 目の痙攣　　□ まぶしい　　□ 目が乾く　　□ 目が痛い
□ 視界に光が走る　　□ 目が腫れる　　　□ しょぼしょぼする
□ 見える範囲が狭くなった　　□ ゆがんで見える
□ 目の奥がごろごろする　　□ ゴミが飛んで見える
□ 真ん中に見えない部分がある　　□ だぶってみえる　　□ 充血
□ ピントが合いにくい
　　その他（　　　　　　　　　　　　　　　　　　　　）

● **症状のようす**
（ 生活に支障がある　　　生活に支障はないが気になる ）

● **症状が出た時期**
（　　　　日前）

● **症状の進行について**
（ だんだん悪くなっている　　だんだんよくなっている　　変わらない ）

● **その他、体の症状について**
□ 頭痛　　□ 肩こり　　□ 吐き気　　□ 集中力の低下　　□ だるい
□ イライラしやすい　　□ うつっぽい　　□ 胃痛　　□ 不眠

● **いま飲んでいるお薬について**
（ なし　　あり ：薬名　　　　　　　　　　　　　　　）

おわりに

　最後までお読みいただきありがとうございます。

　私の元には北海道から沖縄まで全国から患者さんが来てくれますが、わざわざ来なくてもどうにか声を届けられないかという思いで、このように本にさせていただきました。

　目に関する本を読む人というのは、本当に情報に前向きで、治療の結果がよい人が多い、というのが実感です。たしかにインターネットのほうが情報が多く、細かいことも書いてあります。実際、私自身も多くの媒体から取材を受けてお答えしてきました。けれども、一度本を読んだ方というのは、情報がしっかり整理されているので、新しいことをお話ししたときに理解しやすく、前向きに考えることができるのです。（そもそも本を読む人は、基本的に知識欲が高いということもあると思いますが）ただし、世の中の人がみな、あなたのような人ばかりとは限りません。ですから、あなたの知識を周りの人にも分けてあげてくだされればと思います。

　多くのテレビ・ラジオ・新聞・雑誌に出てきて思うことは、情報は患者さんを救うということです。私の父も、私が書いた本やテレビから情報を得て、治療に役立てています。父もその情報がなければ、失明していてもおかしくありませんでした。もちろん患者さんに対面で治療することが基本ですが、それだけ情報が大切だということです。

あなたの主治医は「色々聞けない」ような、気難しい人かもしれません。気さくだけれども話が難しいかもしれません。そんなときにこの本が理解の助けになれると信じています。

　あなたが今、目の病気になっていると、不安に思うことがあるかもしれません。病気ではないけれど、目の調子が悪くて心配なこともあるでしょう。けれども、正しくよい方法をとれば後悔しない人生、よりよい目を手にすることができます。

　目を大切にするためにこれからやってほしいこととして、眼科に定期的に行くようにしましょう。それを当たり前の習慣にするのです。たとえば、歯医者には虫歯がなくても、3か月〜半年に一度は歯のクリーニングや定期検診をしに行きますね。最近ではそれが当たり前になってきています。眼科も、そのくらい身近なものになるべきなのです。

　目に不調が現れたときだけではなく、定期的に眼科に行っていれば、病気などを未然に予防できます。気がついたときにはもう遅かった……ということもないのです。

　この本でも書きましたが、目の不調も歯と同様、見た目や生活の質に大きく関わっています。人生100年時代の今を、健康に幸せに生きていくためには、目の不調を改善することがいちばんの近道ともいえます。ぜひこの本を読んで、これからの目との付き合い方に役立てていただければ幸いです。

平松　類

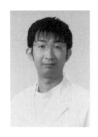

眼科専門医、医学博士、昭和大学兼任講師

愛知県田原市生まれ。昭和大学医学部卒業。現在、二本松眼科病院副院長(東京都江戸川区)。まち眼科(愛知県田原市)、三友堂病院(山形県米沢市)にても非常勤。緑内障手術トラベクトーム指導医。受診を希望する人は、北海道から沖縄まで全国に及ぶ。特に高齢者の診療経験は多く、のべ10万人以上と接してきた。専門知識がなくてもわかる歯切れのよい解説が好評で、メディアの出演が絶えない。NHK『あさイチ』、TBSテレビ『ジョブチューン』、フジテレビ『バイキング』、テレビ朝日『林修の今でしょ!講座』、テレビ東京『主治医が見つかる診療所』などに出演。2018年12月に出版した『1日3分見るだけでぐんぐん目がよくなる!ガボール・アイ』(SBクリエイティブ)が25万部超のヒット。

平松 類
ひらまつ・るい

検索して不安になったら読む本
患者が絶えない
カリスマ眼科医がやっている
失明しない習慣

2020年7月7日 初版第1刷発行

著 者 平松類
発行者 小澤洋美
発行所 株式会社 小学館
　　　 〒101-8001 東京都千代田区一ツ橋2-3-1
　　　 電話 (編集)03-3230-5125
　　　 　　 (販売)03-5281-3555
印刷所 共同印刷株式会社
製本所 牧製本印刷株式会社

＊制作/遠山礼子・星一枝 販売/小菅さやか・椎名靖子 宣伝/野中千織 編集/竹下亜紀

Staff

アートディレクション
大薮胤美(フレーズ)

装丁・デザイン
横地綾子(フレーズ)

取材・文
加茂直美

イラスト
高松香苗

校正
玄冬書林

DTP
株式会社エッジ・デザインオフィス

取材・文・制作
藤門杏子(株式会社スリーシーズン)